岭南中医药文库·典籍系列

三科辑要

清·何梦瑶 辑

广东省出版集团
广东科技出版社
·广州·

图书在版编目（CIP）数据

三科辑要 /(清)何梦瑶辑. —影印本. —广州：广东科技出版社，2011.8

(岭南中医药文库. 典籍系列)

ISBN 978-7-5359-5524-1

Ⅰ. ①三… Ⅱ. ①何… Ⅲ. ①小儿疾病—中医治疗法②妇科病—中医治疗法③痘疹—中医治疗法 Ⅳ. ①R272②R271.9

中国版本图书馆 CIP 数据核字（2011）第 089039 号

责任编辑：曾永琳 李希希
封面设计：丁青云 李 宏
责任校对：梁小帆
责任印制：任建强
出版发行：广东科技出版社
（广州市环市东路水荫路 11 号 邮政编码：510075）
E-mail:gdkjzbb@21cn.com
http://www.gdstp.com.cn
经 销：广东新华发行集团股份有限公司
印 刷：广州伟龙印刷制版有限公司
（广州市沙太路银利工业大厦 1 栋 邮政编码：510507）
规 格：889 mm×1 194 mm 1/32 印张 12.75 字数 250 千
版 次：2011 年 8 月第 1 版
2011 年 8 月第 1 次印刷
定 价：61.00 元

《岭南中医药文库》组委会

《岭南中医药文库》编委会

《岭南中医药文库》出版工作委员会

《岭南中医药文库·典籍系列》选编工作委员会

序

岭南，在传统上是指越城、大庾、骑田、都庞、萌渚五岭以南的地区。这个地区的地理和人文环境富有特色，是我国地域文化中的重要分支。广东是岭南地区的核心地域，近代以来社会经济和科技文化发展均走在地区的前列。在这里，传统中医药以独特的作用深得人们信赖，一直呈现生机勃勃的局面。

二〇〇六年以来，广东省委、省政府先后出台了多个促进广东中医药发展的重要文件，提出要将广东从『中医药大省』建设成为『中医药强省』，这无疑为广东中医药的腾飞增添了巨大的推动力。其中，《岭南中医药文库》（以下简称《文库》）的出版就是一项具体的措施。遵《文库》编委会之嘱作序，略述感言如下。

一

从中国文化发源来看，中国文化的主流发源于中原一带。中医药学是从中原传入岭南的。晋代有葛洪、支法存、仰道人等活跃于广东，唐代开始有李暄《岭南脚气论》等以岭南为名的方书，可见医学与岭南挂钩，岭南医学成为中医药学科的一个分支，为时至少已有千多年了。

晋唐时期，岭南的中医学就已经体现出自身的特色，例如在研究当时流行的脚弱病（脚气病、维生素B_1缺乏症）方面成果突出。唐代《千金要方》卷七论风毒状第一：『论曰，考诸经方往往有脚弱之论，而古人少有此疾，自永嘉南渡，衣缨仕人多有遭者，岭表江东有支法存、仰道人等，并留意经方，偏善斯术，晋朝仕望多获全济，莫不由此二公。』可见岭南医学善于创新。另外，从《千金要方》、《外台秘要》、《肘后备急方》等书中还可见葛洪、支法存等对蛊毒、沙虱热（恙虫病）、疟疾、丝虫、姜片虫等传染病有不少治疗方药，对岭南热带地区传染病的研究成就亦较为突出。这些成就不是由中原带来，而是吸取多地民间医药精华，加以总结得之。

宋代开始，岭南医学界人才辈出。先有陈昭遇，开宝初年至京师为医官。陈昭遇与王怀隐等三人历时十一年编成《太平圣惠方》；又与刘翰、马志等九人编成《开宝新详定本草》二十卷。绍兴年间（公元一一三七年），潮阳人刘昉著的《幼幼新书》为岭南儿科学的发展奠定了良好的基础。可见宋代岭南已有国家级的医家出现。元代释继洪撰《岭南卫生方》，其中就收录了不少宋代医家的经验方，标志着具有岭南特色的方药学已初步形成。

明清时期是岭南中医学大发展的年代。明代，有丘濬、盛端明等有名望的医家出现；还有浙江人王纶所著的《明医杂著》，是其在广东布政司任内完成的；一代名医张景岳的《景岳全书》，在粤地一再印行传世。上述著作对岭南医学的影响很大。清代，对全国有较大影响的医家何梦瑶，被誉为『南海明珠』；儋州罗汝兰著《鼠疫汇编》，丰富了对急性传染病的诊治经验；清末，西洋医学传入我国，岭南首当其冲，出现朱沛文等主张中西汇通之医家。岭南医学的中医小儿科继续取得突出成就，在清代中期刊行了罗浮山人陈复正的《幼幼集成》后，清末又有程康圃著《儿科秘要》，由博返约，把儿科证候概括为八门（风热、急惊风、慢惊风、慢脾风、脾虚、疳积、燥火、咳嗽）；治法约以六字（平肝、补脾、泻心），举一反三，给人以极大的启发。民国时期儿科名医杨鹤龄继承程氏学说，著《儿科经验述要》。杨氏在育婴堂从十七岁起独立主诊病婴，每天巡视、处理危重病婴数次，故育婴堂可称儿童医院之雏形。他积累了丰富的治疗危重病儿的经验，后来自己开业，日诊两三百人。西医张公让曾不断观察其诊证，亦深为佩服其医术之精也！

而广东草药在清代至民国时期也得到很好的整理，名作有何克谏的《生草药性备要》、《增补食物本草备考》和萧步丹的《岭南采药录》等，为中药材增加不少岭南草药品种。

上述可见，岭南医学至清代挟其岭南之特色已达相当高的水平，但岭南医学之发展达到高峰则是在民国时期后，主要是在医学教育培养人才方面成绩突出。光绪三十二年（公元一九〇六年）广州就有医学求益社之成立，相当于今天的医学会，以文会友，每月一次。被评得第一名者，发表论文于报端。上月头名即为下一届论文的主审员，无形中开展学术之竞争。后继者有广州医学卫生社。民国后，学校教育开始举办，著名的有广东中医药专门学校与广东光汉中医专门学校，均为岭南中医学界培养了许多人才。虽然民国时期受国民党政府消灭中医的压迫，但岭南医学学术仍然日益繁荣，影响至香港和东南亚一带。中医药为岭南人民健康事业立下了不朽的功勋。

回顾岭南医学发展的脉络，晋代中原移民，带来的先进医术与岭南地区医药相结合；宋代以后，长江流域的医药学术带入岭南，又促进岭南医药学的发展，加上自身的成就，岭南医药学成为有浓郁的岭南特色的医药学派。历史同时也表明，医药事业与地区社会经济发展状况紧密相关。当代广东改革开放已先行多年，经济文化各方面都打下了厚实的基础，在有力的政策推动下，聚集人才。可以寄望今后，岭南中医药学必将产生飞跃的发展，实现中医药强省的目标。

二

研究地方医药学，其实也是为中医药学事业整体作贡献。自一九七七年美国恩格尔教授提出医学模式理论以来，西方医学正在由『生物医学模式』向『生物—心理—社会』医学模式转变。其实我国传统医学一开始就重视心理、环境因素，中医药学研究还不能脱离地理环境、社会环境、个人体质、时间因素，故应该因时、因地、因人制宜地去研究疾病预防和治疗。

对于环境与人类社会的关系，古今中外都有过各种讨论。我国伟大的历史学家司马迁，在《史记》中分别论述了四个主要经济区域与人的性格和社会风俗的关系。西方的亚里士多德也将地理环境与政治制度相联系，认为地理位置、气候、土壤等影响个别民族特征与社会性质。德国哲学家黑格尔的《历史哲学》也将地理环境看作是精神的舞台，认为是历史的『主要的而且必要的基础』，不同的环境会有不同的历史进程。至于自然科学，虽然研究的是事物普遍的客观规律，但科学也具有社会性的一面，客观规律在实际应用中总是有着对特定时间、地点与人群的针对性，不同地区的客观条件也对科学实践与发展有不同程度的影响。

医学既属于自然科学，又具有很强的社会性。医学技术的基本规律是一致的，但其实际应用必须考虑到个体的特点。中医自古以来就深刻地认识到这一点，注意地理环境、气候与人的体质对疾病和医药的影响，提出了『因时制宜、因地制宜、因人制宜』的原则。唐代《千金要方》指出：『凡用药，皆随土地所宜，江南岭表，其地暑湿，其人肌肤薄脆，腠理开疏，用药轻省，关中河北，土地刚燥，其人皮肤坚硬，腠理闭塞，用药重复。』就是具体的例子。

我国幅员辽阔，由于地理环境的差异和历史上开发的先后，各个地区医学发展水平不一。而每一个地区医学水平的提高，往往也充实了中医药学理论的实际内涵。元代朱丹溪对南方人体质和疾病的认识，就很好地补充了此前以北方经验为主的医疗知识。明清时期江南瘟疫流行，又促使了温病学派的形成。岭南地区的气候、地理环境和疾病谱也有特殊性，药材资源又相当丰富，若加以认真研究，完全有可能产生创新性理论。每一个地区中医药特点的形成，必然是对传统医学理论的继承性与实际运用的创造性相结合的结果。小的突破，至少丰富了中医临床的风格，增加了地方性的应用经验；大的突破，有可能形成新学说，带来整体性的变革。所以，研究地方医药学，其意义同样是相当深远的。

三

现代中医药研究，必须坚持以临床为出发点。近代岭南有许多临床水平出众的名医，饮誉国内外。现代岭南中医药发展应继承这一良好传统，抓好临床学术的传承。建设中医药强省的文件中很重视对名医学术的整理和对基层中医的培训，是十分有远见的。本套《文库》也注重对当代名中医学术经验的整理，这种整理就是学术传承的一种方式，并可为更多临床中医提供参考。

另外，岭南中医药的发展也应加强理论的研究。岭南医学发展历程如果横向比较，有全国影响或有重大突破的中医学理论著作还是不多的。这也许与以前岭南远离北方的传统政治文化中心有关。但在学术交流频繁、信息渠道通畅的今天，要想中医药理论有大的发展，关键还是要加强研究，提高水平，要对临床经验进行凝练和升华，对中医药理论进行务实的思考。近年，我们提出的『五脏相关学说』就在全国引起较大的反响，并被纳入国家『九七三』计划中医药理论基础研究专项。在处于思想解放前沿的广东，完全应该迈出更大的步伐，促进中医药理论的现代化。

现代中医药的研究，又完全可以应用最新科学技术。葛洪《肘后备急方》记载的青蒿治疗疟疾，经过多年的不断研究实践，目前已发展成为世界最先进的抗疟新药。中医药治疗艾滋病、SARS，在临床有效的基础上，对其机制的深入研究有助于阐明其科学原理。但这种研究必须坚持中医药学主体性和中医药理论的主导性。

同样，现代中医药的发展也离不开产业的支持。广东中药产业有着非常好的基础，中药的种植和中成药的生产销售成为许多地方的支柱产业之一。正像民国时期创立广东中医药专门学校的前辈所说：『中国天然之药产，岁值万万（现在已远不止此数了），民生国课，多给于斯。』产业的发展既带动了地方经济，又为中医药的研究提供了良好的条件。研究中医药产业的发展策略，也是重要的课题。

《文库》囊括了前述各方面。这些学术、临床、科研及产业等的成果和经验得以系统整理出版，是岭南中医药界的盛事。岭南先贤梁启超先生诗云：『世纪开新幕，风潮集远洋。』相信《文库》能以海纳百川的气魄，汇集新知，刊布精义，成为二十一世纪岭南中医药腾飞的基石！是为序。

邓铁涛

二〇〇八年四月

前言

岭南医籍，自晋代葛洪以降，层叠累积。至明清，卷帙渐增，名家辈出，逐渐形成了岭南医学源于中土，又有别于中土的流派特征。岭南医药的文献遗存，更成为深入研究岭南医药学的重要基础。据郭蔼春《中国分省医籍考》，现存广东省（含今海南省）医籍一百九十一种，广西壮族自治区共录医籍六十一种。两者合计共二百五十二种，与江苏省的一千四百五十四种和浙江省的一千一百一十二种相比，体现了岭南医家重实干而少著述的特点，传世医籍尤显珍贵。这些古籍历经百年沧桑，保存状况日益恶化，亟待系统地整理、编选、影印出版，以发潜德之幽光，启来哲之通路。

要推陈出新，须先古为今用。学术研究的发展离不开对前代旧籍的研究整理，中国历来有盛世整理前代文献、古籍，重刊典籍的传统。河平三年（公元前二六年），西汉政局甫定，成帝即命光禄大夫刘向等广收旧典，编校诸子篇籍，先秦文献传之后世，盖始于此。而医书、方技，幸列其中。至赵宋建元，更设『校正医书局』专司此事。新中国成立及至改革开放，文化部和国家中医药管理局虽然先后组织整理再版了一些重要文献，但限于条件，种类不多。二〇〇五年，广东省委、省政府提出要将广东建成『中医药强省』，并将岭南医药文献的研究、整理、出版提上日程。中医药发展恰逢盛世，值此中华民族伟大复兴的清明盛世，整理编印岭南医学文献正当其时。选编者本『继绝存真，传本扬学』宗旨，延聘有关专家共襄盛举，将分藏于各地具有学术研究价值和珍贵文物价值的岭南中医药典籍，有计划地利用现代印刷技术复制，以飨后学。

此次选编出版岭南医学典籍，同人等力求甄选，真实反映岭南中医药学各学科门类学术发展的典籍，呈现典籍原貌，并对各典籍的出版、馆藏、主要学术思想和突出贡献等进行初步介绍，使之既符合古籍整理的常规，复兼顾中医药典籍的特点，仅作部分技术处理，俾存古人之旧。

由于历史原因，岭南医药典籍散布各地，同人等虽力求掌握每种版本的全面情况，确保选编质量，惟卷帙浩繁，遗漏、纰缪之处在所难免，尚望方家指教，以待来者。

李　剑

二〇〇八年十一月

影印说明

《三科辑要》为清代何梦瑶辑。何梦瑶（约一六九二至一七六四年），字报之，号西池，晚年自号研农，南海云津堡人，雍正庚戌年进士，官历广西义宁、阳朔、岑溪、思恩县宰，奉天辽阳州牧。博通百家，擅文史、音律、历算，而尤以诗名。何氏幼年多病，因此治经史之余，喜研岐黄，认为『医虽小道，亦道也』（《医编·自序》）。政事之余，常以医自遣。任职广西思恩县期间，疠疫流行，『西池广施方药，饮者辄起，制府策公，下其方于群邑，存活甚众』（《医编·赵临林序》）。何氏为吏清廉，五十八岁时弃官自辽阳归里时，『老屋数椽，仅蔽风雨，琴囊药裹，外无长物』，其悬壶自给原非得已，『为小儿医，日获百钱，即弹琴歌商，浩浩自得……似欲以医终老者』（《医编·辛昌五序》）。

何梦瑶医著颇丰，涉及伤寒、内科、妇科、儿科、本草、针灸等领域。现存主要著作有《医碥》七卷、《伤寒论近言》七卷、《三科辑要》、《乐只堂人子须知》四卷、《神效脚气方》、《追痨仙方》六种。《医碥》为其代表作。一九一八年广东、广西图书馆汇集何氏医著为《医方全书》，序云：『何公报之为粤东医界古今第一国手。其所著医书，悉根据南方之地势，南方人之体质，调剂与北方不同，立方与北带亦异，故南带之人民效用其方法，无不百发百中，服其剂无不奏效如神。』可见岭南医界对何氏的推崇。

《三科辑要》含《痘科辑要》、《婴科辑要》、《妇科辑要》，后附上述三科《诸方》。清光绪二十一年（一八九五年），广州拾芥园重新翻刻《三科辑要》，番禺潘湛森序之，称何氏：『于婴科、痘科，尤为研精殚思，批却导窍。因辨症订方，辑成两卷，所载病情脉象，分条析缕，穷流塞源，实足补古人所未备。』

《婴科辑要》纂辑了生下不啼、不乳、眼不开、吐不止、不大便、不小便等四十三种婴儿疾病的诊治、预防和护理方法，并记载了拭口、断脐、藏胎衣、浴儿等新生儿护理方法。卷末《保婴总论》一篇，主要基于张子和《儒门事亲》的儿科学术思想进行阐发，根据张子和所谓小儿『易饥易饱，易虚易实，易寒易热』的特点，提出小儿过暖伤于阴，多食伤于饱，骄纵顺适怒多而伤肝脾。认为贫家比富室更益于孩子成长：『盖有四焉，薄衣淡食，少欲寡怒，一也；无财少药，不为庸医热药所攻，二也；在母腹时，母日作劳气血流动，三也；母既作劳，多易生产，四也。』

《痘科辑要》主要是关于痘疹的病因病机和辨证治疗。卷首《原痘》论述天花病因，认为『痘乃火毒，禀自胎元』，与中医对天花病因的传统认识相一致。《出痘》一则论述痘疹病机，指出：『痘毒遍藏脏腑，而以肾为根，藏深故，其出也不易，必待时行之气触之而后发，所禀之毒有微有甚，时行之气有正有邪，故所发之症，有顺有逆。』并论述不同症状与脏腑的对应关系：『呵欠烦闷，肝经证也；咳嗽喷嚏，肺经证也；惊悸烦闷，心经证也；四肢怠倦喜睡，脾经证也；骩耳尻俱凉，肾证也。』而后论述痘疹自初热、见点、起胀、灌脓、收靥至落痂整个病程以及发热、头痛、腹痛、谵妄等并发症的治疗。其后为《证治总论》一篇，包括论部位（起痘部位）、论证、论脉、论药，以及调养禁忌。最后介绍了鼻苗种痘法。

《妇科辑要》辑录了妇女行经、经闭、崩漏以及胎前、产后等诸症的治疗方法。多取材于前人著述，如《医宗金鉴·妇科心法要诀》，如以芩心丸、益阴煎、十全大补汤、八珍汤、逍遥散、归脾汤等方治疗经断复来，以吴萸汤、香棱丸治疗石瘕、肠覃等。

《三科辑要》中，治疗各症只列方名，不列药味。另辑三科《诸方》，《三科辑要》于方名出现处注明该方在三科《诸方》中的页码，以供查检。

据《全国中医图书联合目录》著录，《三科辑要》有清乾隆二十二年（一七五七年）南海何氏刻乐只堂医书汇函本，藏于河南省图书馆，但据查实已不存。本次影印选用底本为藏于北京中医药大学图书馆的清光绪二十一年（一八九五年）广州拾芥园刻本，该本《痘科辑要》第二十页原缺，由辽宁中医药大学图书馆藏本配补。

张晓红

清·何梦瑶辑

三科辑要

据北京中医药大学图书馆馆藏清光绪二十一年（一八九五年）广州拾芥园刻本影印

光緒二十壹秊栞

南海何夢瑤輯

三科輯要

廣州雙門底拾芥園珍藏

嘗謂學不究天人者不足以窮醫道之蘊識不貫陰陽者不足以造醫道之深此醫道之所以必歸於儒而非庸學者之所能問津也南海 夢瑤何君夙號經史兼擅岐黃昔嘗著醫碥一書其根究病源常有深透數重之見其辨論雜症更有不遺毫末之思洵足見觸類旁通無法不備矣而其於嬰科痘科婦科尤爲研精殫思批卻導窾因辨症訂方輯成兩卷所載病情脈象分條折縷窮流塞

源實足補古人所未備此誠活世之金丹濟人之寶筏也茲拾芥園主人因舊刻漫滅重刊是編以公同好爰弁數言俾後之讀是書者當咸知 先生壽世之心也乎

光緒歲在旃蒙協洽秋日穀旦 番禺後學潘湛森拜序

三科輯要目錄

嬰科

痘科附疹

痘中諸証

疹附

婦科

胎前

嬰科輯要

南海何夢瑤報之輯

所輯皆嬰兒之所獨有其診法及餘証與大人同者已詳四診及醫碥中不重列

拭口

初生即用軟棉裹指拭淨口中不潔繼以胭脂蘸茶清擦口舌齒頰間可免一切口病（古謂兒在胎中口含血餅須取之恐咽下穢污之毒入於命門為痘瘡之根非也兒在胞中惟藉氤氳精氣以生養之耳安得有血餅在口如果藉此以生養則血餅乃其至寶又何惡毒之有耶惟產時污血流入兒口則有之矣）繼用甘草煎濃汁棉蘸令兒吮之可解胎毒　胎熱者黃連汁滴兒口

中以臍糞下爲度

斷臍

剪刀烘熱乃剪留六寸以線紥其端火器烙剪口次用細熱艾繞臍封裹或棉花亦可乃盤臍蒂於上糝以胡粉甑帶灰乾薑白石脂棉灰各等分 麝香少許各末約一錢如藥不備用枯礬末亦可再用軟絹新棉裹之以防風邪外入仍須時防尿濕

藏胎衣

擇向陽高燥之地天德月空之方埋之 天德正月在丁方 二月在坤方 二月在壬方 四月在辛方 五月在乾方 六月在甲方 七月在癸方 八月在艮方 九月在丙

方　十月在乙方　十一月在巽方　十二月在
庚方　月空單月在丙壬方　雙月在甲庚方

浴兒

用桃槐桑梅柳各枝熬水再加猪膽汁以去污穢滋潤
肌膚令胎瘡不生

生下不啼

或因難產或因寒逼氣閉所致急以葱鞭其背或手輕
擊之以醒其神通肺氣寒逼者且勿剪臍抱護懷中油
撚點火於臍帶下往來燒薰使煖氣入腹（寒盛陽虛者可用否則為
害不小）

不乳

嘔吐者因臍屎未下腹滿也一捻金一多啼面色青白者胎寒腹痛也匀氣散一支厥者理中湯一

眼不開眼胞爛

胎熱蘊於兒脾故眼胞脈絡緊束不能開也服生地黃湯一外用熊膽黃連各少許滚湯泡洗　眼胞爛生地黃湯外用眞金散一點目

吐不止

臍屎不下便秘腹脹者一捻金一生後冒寒犯胃曲腰而啼者香蘇飲二原受胎寒面青白支冷口吐清稀白沫者理中湯一胎熱面黃赤四支溫吐黃涎酸粘者一

陳湯、二加黃連

不小便

初生不小便、胎熱也、導赤散、二熱盛者、八正散、二外用豆豉膏、二貼其臍自通、

不大便

初生一二日、即大便、謂之臍屎、此腸胃通潤也、如二三日不大便、名鎖肚、用硃砂如豆大、研細、水飛、密調與服、最能清熱潤腸、且能定驚鎮心、不應用一捻金、一次、令婦人温水嗽口、咂兒前後心、手足心、並臍下、以皮見紅赤色爲度自通、

二便俱閉

胎熱太盛也急用前嗰五心法以木通散二一行其熱紫霜丸三三開其結可救若延至七日肚腹硬脹常作呻吟殆矣

肛門內合

一由熱毒太甚壅結肛門急服黑白散三三外用蘇合丸三作棗核狀納肛門中令香氣開透可救一由脂膜遮瞞無隙可通先以金玉簪透之刺破脂膜再以蘇合丸如前法治之

胎黃赤青黑

徧身面目皆黃如金乃胎中濕熱所致微黃者生地黃湯三深黃者犀角散四若赤如塗丹胎熱甚也清熱解毒湯四

便秘者蔣氏化毒丹四周身青黑時當嚴寒者落地時爲寒氣所侵也抱護懷中身溫即轉紅活青黑不甚時非秋冬則爲胎中受寒理中湯一

初生無皮

由父母楊梅結毒者分稟受染受父母先患楊梅後結胎爲稟受兒生周身色赤無皮隨即腐爛百不一生若先結胎後患楊梅爲染受兒或上身或下身赤爛頭項

坑凹或二陰口眼耳鼻破爛色帶紫黑換肌消毒散四人中黃細末三五分土茯苓煎湯調稀日二三服外敷清涼膏四或紫金錠五磨塗或鷥黃散五由月分未足生產太早者偏體紅嫩而光若水浸漬是也當歸飲五外用早稻白米粉時時撲之其皮漸生神效

噤口

由胎熱致舌上生瘡如黍米狀吮乳不得啼聲漸小龍膽湯五疎利之若腹脹硬二便不通紫霜丸三若口吐白沫牙關緊急者乃胎熱內結復為風邪所襲當以秘方擦牙散五先擦其牙關次服辰砂全蝎散六証退

調和脾胃匀氣散一

撮口

狀如囊口吮乳不得舌强唇青面色黄赤乃心脾之熱受自胎中如氣高痰盛者辰砂薑蠶散六二便不通者紫霜丸三身熱多驚者龍膽湯五手足搐搐者撮風散六急救勿遲若更口吐白沫四支厥冷不治

鵞口

白屑生滿口舌如鵞之口也此胎熱蘊於心脾清熱瀉脾散六外用髮蘸井水拭口搽保命散六日三次白退自安若口舌糜爛不能吮乳難矣

懸癰

喉裏上腭腫起，如蘆擘盛水狀者是也，此胎毒上攻，以棉纏長針留鋒，刺去青黃赤汁，未消者次日再刺，刺後以鹽湯拭口，糝如聖散，六或一字散，七

重齦

胎毒在胃，牙齦腫如水泡也，針刺破，以鹽湯拭淨，服清胃散，七敷一字散，七

吐舌弄舌

舌伸長而收緩曰吐，在口動搖曰弄，皆心脾熱也，外証面紅煩渴，尿赤便穢，瀉心導赤湯，七瀉黃散，七

重舌木舌

舌下根腫，形似小舌，曰重舌，清熱飲，七 外吹涼心散。七

舌腫滿木硬，不能轉動，曰木舌，瀉心導赤湯，七 外敷川

消散，八 此皆心脾熱甚，治遲不救。

臍濕臍瘡

水浸尿濕浸漬不乾，敷滲臍散，七 甚則焮赤成瘡，敷金

黃散。八

臍風

斷臍不慎，浴兒不謹，致風寒水濕之氣入臍，腹脹臍腫，

日夜啼叫，急用驅風散，八 如大便不通，肚脹而硬，風兼

實也、黑白散三、面青支冷、二便不實、風兼虛也、理中湯一、痰涎壅盛、氣高喘急、風兼痰也、辰砂殭蠶散六、身體壯熱、面赤口乾、風兼熱也、龍膽湯五、面青嘔吐、曲腰多啼、風兼寒也、益脾散八、撮口唇青、抽搐不止、風兼驚也、撮風散六、臍邊青黑、口噤不開者、是爲內搐、不治、臍風見於一臘者、即七日內、亦不治、蓋初生血氣未凝、病已中藏、不可爲也、

臍突

熱蘊腹中、不得發泄、故頻頻伸引、睡臥不寧、努脹其氣、冲入臍中、致臍忽腫赤突出、虛大光浮、此因胎熱與臍

風不同犀角消毒飲八若腫突如吹不赤捻動微响或驚悸作啼者白芍藥湯八如苡仁勿妄用寒藥敷貼致冰毒爲害用二豆散可也八

臍寒瀉 驚瀉 傷乳食瀉

斷臍失養風冷透入大腸致瀉其糞色青白腹痛腸鳴先用和氣飲八溫散之再以調中湯九溫補之 因受驚嚇肝火動脾而瀉者糞稠如膠色青如苔先以益脾鎮驚散九定驚炙以養脾丸九理脾 乳食過多不化致瀉者腹熱凡熱瀉者按其腹必熱 脹惡食小便赤澁先用保安丸九消其積炙用平胃散和其脾五十

哯乳 哯吐也

面赤便秘手足指熱者熱吐也和中清熱飲九面色青白糞青多沫手足指冷者寒吐也溫中止吐湯十口熱唇乾肚腹飽脹夜臥不寧手足心熱吐乳成片者傷乳吐也消乳丸十保和丸十嘔吐痰涎者停痰吐也桔梗二陳湯十若乳多而溢出者但節乳不須藥

夜啼 盤腸痛

啼聲不揚曲腰皺眉面色青白手足冷脾寒腹痛也名盤腸氣痛寒氣盤據腸胃間也白豆蔻散十面赤唇紅身腹俱熱小便不利煩燥啼而仰身見燈愈煩者心熱也導赤散

二若無已上形証但多啼哭者用蟬花散最當十有淚
者哭也無淚而乾叫者啼也○再按腹痛用熨臍法佳
十

驚風　急驚　天釣　慢驚　內釣　慢脾驚

急驚風者由心肝熱盛驟發肝木屬風肝之熱氣飄忽鼓動急暴若風也此為內風非由外感風邪也熱乘心則心神動而驚非由外觸異形異聲有所畏懼也喻嘉言謂小兒氣怯神弱凡遇異形異聲驟然驚怖跌仆其候面青黄青多哭常過于分別（如見熟人則安見生人則畏懼之類）與內熱神迷不知人事無所畏懼者異細勘自見其說甚允

但謂小兒腠理未密，易於感冒風寒，因而鬱熱於內，不與解散，而用金石藥寒其中，以致外邪不解，深入臟腑云云，乃舉隅之論，非謂心肝之熱必由外感鬱成也。熱自內生，自應用淸涼鎮墜爲是。更細論之，因熱生驚，固矣，亦豈無因驚生熱者？蓋驚則火起於心，兒本心肝伏熱，伏而待發，因觸異形異聲，必忽驚跳，伏火隨發，心神昏迷，固有之矣。淸熱鎮驚湯十一，或安神鎮驚丸十一可也。若因驚而病，神識明白，如喻氏所云者，是內無積熱者也，止須安神，神安而驚自止，硃砂、伏神、棗仁、龍齒等可用。若大驚致神氣散亂者，當加補藥。若並無外觸致驚，但因內熱生驚者審是外感鬱熱必先有頭痛身熱無汗鼻流清涕等証羌活散主之十一審無外感但由肝心火盛者涼驚丸十一涼膈散十一瀉青丸十二瀉心導赤湯七擇用　熱盛而痰多者牛黃丸十二清熱化痰湯十二凡屬內火證多暴發面紅唇赤壯熱煩燥二便秘濇痰壅氣促甚者牙關噤急卒仆無知搐肘臂伸縮搦十措開合掣肩頭相撲顫手足搖動反身仰向後引手若開弓竄目直而怒視睛露不活等証出現抽搐等証皆肝病也急慢驚俱有之但急驚則勢勁慢驚則勢緩耳卒倒時急用通關散三六吹鼻有嚏可救無嚏不治

此証加以眼目上翻頭仰身反名角弓反張爪甲色青名天

鈎痰盛兼搐者九龍控涎散二十驚盛者牛黃散二十鈎藤飲三十爪甲皆青者先用蘇合香丸三以通其氣血之滯

急驚多用寒涼之藥但得痰火退後即當調補氣血若過用寒涼必致轉成慢驚故證候一退餘熱尚在者琥珀抱龍丸三十若脾虛多痰淸心滌痰湯三十隨證調理

慢驚證以漸見無卒然昏仆之事面色淡白或青身必溫涼不熱靜睡眼合或露睛脉遲緩神氣衰憹大便靑色此因素日脾胃虛弱或由急驚過用寒涼傷其脾胃所致脾胃虛寒木邪來尅肝風內動上冲乎心而驚故日慢驚此雖屬虛寒然正氣尚未大損常有夾熱夾痰

等症以寒則逼火上浮而脾氣虛弱不運則生痰飲也夾痰者醒脾湯三十二甚者青州白丸子十四肝風盛者必見搐搦時作時止勢亦緩于急驚緩肝理脾湯三六或柴芍六君子湯十四夾熱者身熱心煩清心滌痰湯十三

此証若更見傴僂曲腰腹痛口吐涎沫目有紅絲血點者名內鈎肝寒也搐搦甚者鈎藤飲十三急啼腹痛者木香丸十四支冷甲青唇口黑者養臟散十四庶可保生

若慢脾驚則純是陰寒多由吐瀉之久脾氣大傷肝風內尅所致其証閉目搖頭面唇青黑額汗困睡支冷舌短聲啞頻嘔清水宜大補脾胃回陽吐瀉亡陽者溫中

補脾湯十四大病後成者固眞湯十五四支厥冷者理中湯

一加附子急救之

癇証詳醫徧

其病卒然仆倒痰涎壅盛口吐白沫狀類急驚而口作六畜之聲又但一食之頃即醒仍如無病人為異又抽搐似痙而四體柔軟非若痙之反張一身强硬也　有因慢驚後痰入心包而得發時手足厥冷偃臥面色青白聲音微小脉沉細此為陰癇輕者醒脾湯十三重者固眞湯十五病退定癇丹十五調之　有因急驚後痰入心包而成者發時身熱自汗仰臥面赤脉洪數此為陽癇龍

膽湯五瀉青丸十二痰盛者四製抱龍丸十五因被驚嚇心
神飛越痰乘虛入心而得者發時吐舌急叫面色乍紅
乍白悚惕不安如人將捕之狀此為驚癇先服大青膏
十五次服鎮驚丸十六有在胎中受驚而成者名胎癇亦照
此治有因平素多痰侵入心包而成者發時痰涎壅塞
喉間氣促多吐痰沫此為痰癇先服一捻金一次服硃
衣滾痰丸十六有乳食過度致生痰熱而得者其初面黃
腹滿吐利酸腐後變時時發搐妙聖丹十六有因外感風
邪鬱為痰熱而得者發時目青面紅手如數物輕則化
風丹十六重則羌活桂枝湯十六風兼痰者牛黃丸十六

疳証

疳者乾也、由積熱消耗血液、身體乾瘦也、在小兒名疳在大人名勞十五歲以上爲大人所以得積熱者則或由乳食肥甘無節、或由病熱失淸所致、初起尿如米泔、午後潮熱日久肚大堅硬、靑筋暴露、肌肉消瘦、皮毛憔悴、面色靑黃眼睛發瞪

一脾疳、面黃肌瘦、發熱困倦、喜睡、好食生米泥炭肚腹脹硬疼痛、有時吐瀉、口乾煩渴、口吻赤爛者是也、先用消疳理脾湯十七肥兒丸十七攻其積凡疳必有積後以參苓白朮散十七調其脾、

一肝疳面目爪甲皆青眼生眵淚搖頭揉目項側結核頻咬指甲糞青如苔青筋絆肚者是也先用柴胡清肝散十七蘆薈肥兒丸十八清其熱病少退以逍遙散十八抑肝扶脾湯十八調之

一心疳面紅目脉赤壯熱自汗盜汗驚煩弄舌囓齒尿紅手足心熱睡喜伏臥渴飲者是也瀉心導赤湯七兼驚者珍珠散十八病久虛熱者茯神湯十九

一肺疳咳嗽衄血毛髮枯焦皮生粟瘡肌膚乾燥皺錯鼻常流涕瘡痒手常摳鼻者是也合鼻疳看先用生地清肺飲十九繼用甘露飲十九日久肺虛者補肺散十九

一腎疳面色黧黑腦熱足冷齒齦出血耳瘡出水喜臥濕泥者是也先用金蟾丸十九繼以九味地黃丸十九脾腎並虛者調元散二十

頭皮光急或毛焦髮結如穗腦生餅瘡頭熱名腦疳龍膽丸二十煩熱羸瘦者龍腦丸二十外用龍腦散吹鼻二十

眼痒澁赤爛胞腫疼白膜遮睛羞明流淚名眼疳肝熱上攻也先用瀉疳散二十再用清熱退翳湯二一久不愈當調補逍遙散十八或羊肝散二一

鼻塞或流涕赤痒疼痛下連唇際浸淫潰爛曰鼻疳肺熱上攻也熱盛者清金散二一蔣氏化毒丹四　虫蝕者化

虫丸二一外吹鼻疳散二二或蟬殼散二二
牙齦肉赤爛疼痛出血口臭牙枯脫落穿腮蝕唇名牙疳胃熱上攻也詳醫編齒門急用消疳蕪荑湯二二繼以蘆薈肥兒丸十九外敷牙疳散二二此証必胃强能食可勝峻藥乃可生機
手擊其背空若鼓鳴脊骨瘦露如鋸齒名脊疳此積熱生虫蝕脊膂也最危先以蘆薈丸殺虫二二繼用金蟾散消疳二三
煩燥多啼肚腹攪痛口唇或紅或白口溢清涎肛門濕痒名虫疳先用史君子散二三不愈下虫丸二三虫退肥兒

九十七調補

頸項生瘡或項內有核如彈按之轉動軟而不疼其中有虫如米粉不速破之使蝕臟腑便利膿血羸瘦名無辜疳　由乳母有病傳染或因浣衣夜露被無辜鳥即九頭虫鳥落羽所污故致此先以柴胡飲清熱二三再以蘆薈肥兒丸消疳十八

徧身骨露其狀似丁手足枯細項小肚大臍突尻削骨蒸潮熱神倦身軟名丁奚疳先以五疳消積丸二三化其滯繼用人參啟脾丸二四理其脾

瘦如柴吐食吐虫頭骨開張日晡蒸熱名哺露疳先用

集聖丸二四消其積滯再用肥兒丸十七調理其脾若肚大有青筋又宜攻補兼施人參丸二四

凡疳瀉者當清熱滲濕清熱和中湯二四久不愈者參苓白朮散十七凡疳腫脹者御苑匀氣散二五疳痢者香連導滯湯二五疳渴者清熱甘露飲二五

凡疳病多積多虫故諸劑中多用消積殺虫之品

暴喘

俗名馬脾風由外寒鬱熱於肺胸高氣促肺脹滿喘兩脇搧動陷下作坑鼻孔搧張神氣悶亂急服五虎湯二五繼用一捻金一下之得氣開則喘自止兒生百日內見

此者多死

五軟

頭項軟手軟足軟口軟（唇薄無九是也）肉軟（皮寛不長肌肉也）也因稟受不足氣血不充使然先以補腎地黃丸（二五）補其先天再以扶元散（二五）補其後天

五硬

頭項連胸仰昂硬强難以動搖一硬（由氣壅疼痛）加以兩手兩足冰冷而硬（陽氣不營于四末也）謂之五硬總由風寒凝錮陽氣不宣之故重者小續命湯（二六）疏散其風寒輕者烏藥順氣散（二六）此爲實証若肝木乘脾食少氣弱者乃虛証

也。非有風寒外襲加味六君子湯。二六

五遲

坐遲行遲齒遲皆筋骨不足也髮遲四者皆腎弱，原於先天父母之虛弱也。言遲亦先天不足，又有因驚邪乘入心氣，至四五歲尚不能言者謂之五遲。統用加味地黃丸，二六補中益氣湯，二六髮遲者苣勝丹，二六因驚言遲者菖蒲丸。二七

解顱

顖大不合也，由腎氣不足，腦髓不充，面色㿠白，形體瘦弱，目多白睛，悲愁少笑。先以補腎地黃丸，二五補其陰，再以扶元散，二五養其氣，外用封顖散，二七攤貼之。

顖陷

由瀉久脾虛不能上充腦髓故顖陷四面目青黃四支逆冷六脈沉弱神氣慘淡先用補中益氣湯二六再用固眞湯十五外用烏附膏二七攤貼

顖塡

顖門腫起也由氣上沖使然如見毛髮憔悴胸高氣促頻頻出汗口唇色紅是氣熱也大連翹飲二七或瀉青丸十二因表邪鬱熱者防風升麻湯二七如無熱証但腫而堅硬者寒也理中湯問寒何以腫然先熱而後轉寒者有之或下寒而逼其痰濁于上者亦有之矣

龜胸

痰熱內盛風邪外襲鬱熱不泄攻肺肺脹以致胸高咳嗽喘急先以寬氣飲二八開其氣再以百合丹二八除其痰

龜背

嬰兒坐早被風吹入脊膂遂致傴僂背曲高起如龜松蕊丹二八灸肺俞心俞膈俞各三壯或以龜尿點骨節上亦可

鶴膝風

原因稟賦不足血氣不榮肌肉消瘦骨節外露風邪易於外襲鬱熱耗血致筋脉攣縮股脛漸小膝蓋愈大血

滯痰凝阻礙正氣不得通行故往往作痛先服大防風湯二八繼服補腎地黃丸二五

肛腫翻出　肛門痒

內熱太盛所致外用蟠龍散二八消其腫五倍子老葱頭朴硝煎洗或塗坎宮錠亦佳內服皂刺大黃湯二九肛門痒者虫也下唇內必生小白瘡或耳前後生小核如串珠蘆薈丸二九外用雄黃銅彔等分為末撒之

陰腫

有兒坐濕地為寒所凝而腫者有因怒叫氣閉結聚于下而腫者俱桃仁丸二九若厥陰少陰內寒凝結者則陰

囊腫痛腹亦痛出冷汗引縮睪丸入腹痛止乃出宜烏梅散二九匀氣散二九有陰莖全縮不見或不縮而囊腫光亮不燥不疼者肝腎氣虛也橘核煎湯調匀氣散二九囊及四支俱腫二便不利者旁光蘊熱風熱相乘也白牵牛散三十有坐地下被蚯蚓或蟻吹氣而莖腫者以活鴨口對莖得鴨口氣噓之即消　女兒陰腫脹者心熱相傳也導赤湯二一或五苓散三十用薏苡車前子煎湯調服外治俱敷立消散三十

胎疝　各疝未盡者詳醫徧

因孕婦啼泣過傷氣結不散蘊於胞中令兒生下腎囊

硬痛成疝，輕者十味蒼蘗散三十，重者金鈴散三十，川楝丸三一。小腹脹控睾丸，且引腰脊痛者，此寒束濕氣於內也，加味香蘇散三一。痛而冲心者，加味失笑散三一。少腹中有形如卵，上下往來，痛甚者，胡盧巴丸三一。外腎及囊腫大痒痛下墜，疏風五苓散三一。腫痛光亮者，心火移熱於小腸也，加味五苓散三一，或導赤散二一。或左或右睾丸偏墜作腫者，濕也，加味守效丸三二。

胎瘤

胎熱血瘀所致，多生頭上及胸乳間。初生如李，漸漸而大，色紫凝硬，漫腫不甚痛。初生即有者，候滿月後熟透乃針之、放出赤豆汁或膿水卽消初服五福化毒丹二三貼黃連膏二三潰後貼生肌紅玉膏二三若滿月後生者必待膿鼓熟透針之、　若發無定處瘤皮色紅中含血絲者有自破者治法雖同但此由先天腎中伏火精有血絲所傳治雖愈終變火証潰亦難斂、

胎斂瘡　又名奶癬

胎中血熱生下受風所致生頭頂或眉端痒起白屑形如癬疥此爲乾斂若誤用湯洗致皮膚起粟搔出黃水浸淫延及遍身卽成濕斂俱服消風導赤湯三三乾者抹潤肌膏二三濕者用嫩黃栢頭末與滑石末等分撒之痒

甚者俱用烏雲膏二三搽之膿痂過厚者再以潤肌膏二三潤之乳母忌食魚腥雞鵝辛辣等動風發瘡之物

葡萄疫

大小青紫斑點色狀葡萄偏身皆有腿脛居多甚則邪毒攻胃致牙齦腐爛口臭出血形類牙疳而斑點青紫之色反淡熱歸胃也久則令人虛羸初起宜羚羊角散三四久虛者胃脾湯三四常用米泔水漱口日搽非疳散三四四五次此由小兒感受疫氣鬱於皮膚血凝所成也中年人下虛者亦有患此

赤遊風

先身熱啼叫驚搐次生紅暈由小漸大其赤色如丹遊

走不定名赤遊風從背腹流散四支者順若由四支內歸胸腹者逆大連翹飲三四次服犀角解毒飲三四不愈藍葉散三五先用砭血法三五出毒血甚則敷神功散三五在百日內者難砭用生猪精肉牛羊肉亦可切片貼赤腫處微乾則換俟肉片不乾乃止用如意金黃散三五調藍靛青汁敷之或用赤小豆爲末雞子清調塗乾則再塗甚效唇焦面赤煩燥者五福化毒丹三二由食滯成熱而致者舌有黃胎腹皮必熱噯腐口酸丹亦遊走煩緩宜兼消食

保嬰總論

張子和謂小兒腸胃脆弱，易飢易飽，易虛易實，易寒易熱，人皆知之矣。曲禮曰：童子不衣裘裳。說云：裘大溫，消陰氣，夫十五成童，尚不許衣裘，今養稚子，當夏裹以棉襖，日不下懷，人氣相蒸，見天稍寒，即睡氈下幕，煖炕紅爐，使微寒不入，大煖不泄，衰老之人，尚且不可，況純陽之小兒乎。昔人謂小兒之病，傷於飽蓄乳者，血從金化，其氣寒凉，雖兒食之，肌肉充實陽得陰而成實，然其體為水，多食反從濕化，濕則生熱，而吐瀉作矣。及稍能食，不察腸胃容受幾何，恣其飽啖，兒有不病者乎。又妄以紫雪進食，比金白餅之屬，治之中有巴豆杏仁熱毒之品，毒熱留內久則變生惟河間以通聖涼膈神芎益元爲治余亦嘗以牽牛大黃木通三味爲丸用治小兒諸病皆效以其病多濕熱相兼故也夫驕縱而順適之特憂其哭耳諺曰兒哭即兒歌老子曰終日號而不嗄哭不惟無傷且藉以泄其氣之熱又何憂哉貧兒不能縱欲不如意而不敢怒富兒反是怒多而肝病脾傷故貧家成全小兒反勝富室蓋有四焉薄衣淡食少欲寡怒一也無財少藥不爲庸醫熱藥所攻二也在母腹時母日作勞氣血流動三也母既作勞多易生產四也又云兒未坐時臥以赤地天寒不可與厚衣能坐時以鐵鈴木壺雜

戲之物，置水盆中，當暑令坐其傍，掬水弄鈴，以散內熱，手得寒水，陰氣達於心中，乃不藥之藥。按熱則日軟，寒則堅強，故秋風至而草木實，子和之言豈欺我哉。愚按子和之論甚是，諺云若要小兒安，常帶三分飢與寒，保嬰者所當三復也。

嬰科輯要終

痘科輯要

南海何夢瑤報之輯

原痘

痘乃火毒，稟自胎元，稟胎毒，故一出不再。或父母平素多火，或結胎時慾火熾盛，或懷孕後受熱，種種火毒，蘊於精血胞胎之中，此痘之根也。

出痘

痘毒徧藏臟腑，而以腎爲根。痘原於先天，故根於腎，腎者先天也。藏深，故其出也不易，必待時行之氣觸之而後發。所稟之毒，有微有甚，時行之氣，有正有邪，故所發之症，有順有逆有

險。　毒微時氣正兒壯無雜病者順也反此者逆也順逆相兼者險也

痘毒徧藏五臟百骸其出也自骨髓（腎屬）而盡達於筋（肝屬）則骨髓之毒盡解矣又自筋盡達於肌肉（脾屬）則筋之毒盡解矣又自肌肉盡達於血脉（心屬）則肌肉之毒盡解矣又自血脉盡達於皮毛（肺屬）則血脉之毒盡解矣又自皮毛盡達於顆粒則皮毛之毒盡解矣若達不盡卽解矣盡而留伏為患

逆

痘乃火毒　發熱其候面燥腮中含淚液（火迫肝液上出）

足稍冷或中指獨冷男驗左女驗右中指乃心包絡經脉所行凡火皆屬心心君主不受邪故心包相火代之用事火方外鬱不得外達於指故冷耳後有紅筋三焦脉繫耳後火色外現故筋紅若色見紫則險黑則逆又全見五臟之證呵欠煩悶肝經證也肝火受邪脾爲所尅困倦故呵欠火鬱于肝不得舒暢故煩悶也咳嗽噴嚏肺經證也肺受火邪故喉痒而咳嗽鼻痒而噴嚏驚悸煩悶心經證也心受火邪四肢怠倦喜睡脾經證也脾受火邪骫音委耳骫後高骨耳尻尻尾骶骨俱涼腎經證也三者皆屬腎腎屬水火不勝水故各經皆現受邪之證惟腎經獨現不受邪之症按痘證初發熱時與傷寒相似雖其熱自內發必惡熱喜露頭面與傷寒惡寒者不同亦未必有頭痛項强身體疼痛等證然痘發而兼外感者則亦有之須合上文所舉諸證

細爲辨別疑似間用花紅紙作撚子如小指大醮淸油燃火閉窗戶於暗處映照顴面及心窩各處睨而視之皮膚間隱隱有紅點可見者卽是痘也

痘證日期

痘以發熱三日見點三日起脹三日灌膿三日收靨三日爲常期亦有氣血旺痘毒輕易出易收成功速者亦有毒盛氣血弱難出難收成功遲者不必拘定

初熱證治

熱勢和緩毒輕可知亦有毒重而熱微者以毒伏於內不盡發於外也須合下文各證察之常有微汗表氣和暢可知乍熱乍凉與常常灼熱者異飲食二便如常裏和

可知神氣清爽、睡臥安然、間有驚悸亦不妨、此為順証、不必用藥可見諸方皆為險逆二証設耳、若熱勢太盛、三日後仍不退、順証三日後熱必退、今不退、火盛可知煩燥口渴、寒戰咬牙、吐舌弄舌、詳下諸証篇面色紅赤、驚悸多啼、不能安眠、飲食甚少、乃火毒鬱伏難出、此為險証、若發熱神昏、悶亂妄言、毒伏於心胸滿喘急毒伏於肺腹痛、毒伏於脾、腰痛、毒伏於腎、不食不眠、毒伏於胃驚搐不止毒伏於肝不時乾嘔、吐血衄血、便血尿血毒伏氣血內亂此為逆証、順証不須用藥、逆証用藥無濟、然不忍坐視、亦須藥之以盡人事、

治法凡熱鬱不能透發者升麻葛根湯、三七隨証加減詳見本方按此為透痘毒、解風寒兩得之方、不論有無兼帶外

感、俱可用之、蓋升麻解疫毒、時行之痘、即疫毒也、用此升發毒邪出表、葛根能解肌肉榮衛之熱邪、二者並用導合透發、不致內鬱、又用芍藥斂血、甘草和中、實爲初熱妙劑、古人謂見點後、即不宜用、恐太發散、致表裏俱虛也、然此亦爲痘稀毒輕者言耳、夫痘稀毒輕者、即爲順症、諸藥皆不必用、何獨此湯乎、當用即用、雖見點後亦不忌、勿泥古人之說也、

若毒火熾盛、壯熱不已、爪甲青紫熱滯血凝四肢厥冷、熱鬱於內不外達、惡熱頭汗、胃熱上蒸通身蒸蒸汗出、火逼津液大小便閉、腸胃熱結譫語煩亂、火擾心神、大渴引飲、唇焦裂、舌生芒刺、失血腰痛、已上諸証、非逆則險急

用歸宗湯三七峻攻火邪遲則不救若但面赤心煩口渴抽搐毒鬱於經不得宣透故抽搐也清解散三七若形氣虛弱不能送毒外出其面色淺淡不紅身微熱四支微温倦怠嗜臥本方加參耆以托之　若兼外感風寒證見惡寒無汗頭痛項强徧身疼痛喘急咳嗽脉見浮緊者蘇解散三八若傷食證見嘔吐煩渴噯腐大便酸臭者寬中透毒飲三八更見大便秘小便赤澁腹皮熱悶痛者本方加大黄木通自發熱至收靨始終宜用三豆湯三八代茶渴者更宜

見點證治

發熱三日見點熱退身凉不渴不煩顆粒稀疎無三五

相連痘初出三五相連者必密單見者必稀然部位合稀亦有因毒盛而內伏者須合各証察之宜詳論部位漸次而出痘毒自骨髓遞出方至皮毛決非一次可以出齊火氣上炎故頭面先見乃漸至周身其色淡紅如桃花與皮色紅白界限分明明而且潤其體圓其頂尖精神清健氣色光彩年壽明潤印堂黃亮此為順証不必用藥　若三日見點後身仍熱毒未盡透稠密粘連色黯滯不紅活乾燥不潤澤火盛血涸或雖稀疏而色淡白隱於皮膚精神怠倦虛弱不能送毒外出此為險証若無漸次一齊擁出火毒大盛不循次第也或熱一二日或半日即見點毒火太迅不受領載也　毒不自出氣挈之出曰領血隨氣行血托之出曰載或密如蠶種顆粒不分或平塌不起尖或已出復隱或多紫黑乾燥為

逆証險逆二証須察其精神飲食如精神爽慧飲食二便如常則亦可治

治法熱三日後應出不出者若因風寒外鬱蘇解散三八若因火毒內伏歸宗湯三七若無表裏症但因形氣不足不能送毒外出保元湯三八合升麻葛根湯三七已出猶熱者清地退火湯三八若火毒內盛涼血攻毒飲三九火毒外盛清熱解毒湯三九已出復隱者若因外感風寒遏閉蘇解散三八若因火毒內攻必勝湯三九若形氣不足不能托送保元湯三八若更虛而且寒千金內托散三九若觸穢復隱南金散三九熱末三日即見點及一齊湧出歸宗湯三七加紫草石膏犀角川連歸尾色赤紫黑者痘色以淡紅為正若深紅

而赤深赤而紫紫甚而黑均爲毒盛血熱所致若明亮血尚活動清熱解毒湯三九如黑暗乾枯毒錮血死涼血攻毒飲三九色灰白者如明亮此氣血虛而不榮也千金內托散三九如暗滯此毒氣鬱滯不行也歸宗湯三七醫者只以灰白爲虛証不知辨其明亮黯滯誤矣　痘形平塌頂不尖起者須看根脚根脚若鬆散乃氣虛不能載毒外發紫草飲十四若緊束乃毒盛氣滯內伏歸宗湯三七稠密粘連總屬梟毒歸宗湯三七根脚鬆動者可治緊束板硬者難治　此時有頭面腫脹及眼閉者詳下起脹條見點後以紙撚照法照之其皮中小小顆粒甚多歷歷可指若有勃勃欲出之勢是出未齊也或是夾疹夾瘢但看已出者色如紅

潤，卽不必遠用藥。詳諸症篇夾疹等條

起脹証治

見點後三日，卽出齊矣。痘形漸次起發，先成細小顆粒，名血疱，如初一見點，初四成血疱。頂尖而體圓，又漸成水疱，初五初六成水疱。以漸肥脹充滿，摸之碍手，磊落分明，顏色潤澤，皮厚堅老。痘頂漸漸放白光瑩。見點本紅，後漸起發脹滿，色轉瑩白，根腳紅活。瑩白者，氣之色；紅活者，血之色。氣領血載，送毒出至見點處，故各現其色也。氣親上，故色於頂見；血親下，故色於根腳見。尊卑之義也。若頂不起脹，是氣不親上，陽失其尊，卽起脹，乃不瑩白而紅紫，是血不親下，而毒參陽位，皆不宜。氣化爲水，故色瑩白。痘毒乃火熱之氣，毒氣也；送毒之氣，正氣也。毒氣與正氣混合爲一，故正氣外達，毒亦外達，同化爲水，而轉爲漿膿。舊謂水膿乃血所化者，以其由紅轉白爲言耳。根腳紅色形狀詳下灌膿篇首飲食二便調和，精神如常，此順証也，不必用藥。

若痘頂凹陷，形不圓綻，顏色灰白或赤，深紅而艷或紫，深赤紫爲皮薄而嫩，痘自始而終，喜老惡嫩，如色喜蒼老，惡嬌嫩，形喜肥實，惡浮虛，膿喜稠濁，惡清稀，痂喜堅厚，惡軟萡是也此爲險症。若起脹時，或頭面，或周身，浮腫如瓠，而痘反不起脹，毒氣散漫也根血散亂，氣散漫，則血亦散漫頂平陷，紫黯乾枯，灰白而滯，灰白而明亮，爲氣血虛，黯滯，爲氣血鬱滯，須辨此爲逆証。

治法：痘不如期起脹，平扁頂凹，色灰白，皮薄嫩亮，更見怠倦氣乏，不渴不煩等虛証者，保元化毒湯，四十或補中益氣湯。四十　艷紅紫黯，不起脹，板硬而不鬆活，平塌而

不圓綻更見煩燥悶亂等熱証者、此毒熱凝滯也、急用必勝湯、三九或歸宗湯、三七死中求生、

外因風寒過閉不能起脹者、其色黯滯不潤、証見發熱惡寒無汗、蘇解散、三八外用水楊湯浴法、四十

傷食熱滯不起脹、証見惡食、肚皮發熱、大便臭粒、寬中快痢飲、四十

過服寒凉藥物、致不起脹者、理中湯、四一

雖起脹而根脚之血不聚、色不紅活、此氣至而血不榮也、當歸活血湯、四一加陳皮、

根脚血色紅活、而不起脹、皮薄者、此血至而氣不充也、四君子湯、四一

根脚過於紅艷、連皮肉俱紅、紙撚照之、窠內有渾渾漿水、是欲成膿也、膿成血必歸附、不復散漫、一線

緊束根脚矣不必慮若漿水影影不甚充滿恐將來膿不得足九味神功散四一頂平者加穿山甲或用猪尾膏四一浮囊虛起殼內無水此陰血虛陽不得陰不能化液也其變為痒塌十全大補湯四一去白朮加炒牛蒡子連翹防風燒人糞高起是氣已至因血枯陰不濟陽故不能下降為雨也當補血而兼補氣者陽生陰長之義耳頂凹有二一則四圍高起中心畧凹者俗名茱萸痘此氣不足也能食者至養漿時即充[redacted]食者人參白朮散四二一則四圍沸起中心凹[redacted]痘急治之九味順[redacted]脂膏塗貼

四三起脹貴顆粒分明若彼此串連皮腫　或本痘四旁旋出小痘攢聚胖長漸成一塊者此証最重快斑湯四二加燒人糞　徧身起發惟四肢不起後日手足必生瘡毒此脾氣弱不能宣暢其毒於四肢也黄耆建中湯加防風四二起發時頭面同痘以漸長大甚而目閉者此常候也証順者不必治待膿成收靨腫自消目自開若瘡未成熟收靨忽爾腫消目開則爲陷伏急用人牙散四二若未至起脹之期而頭面先腫皮色光艷目先閉此毒氣上攻最惡急用羌活救苦湯四三多服方效若期當起脹頭面腫而痘反不脹其皮色淡紅者乃氣血弱不

能拘攝其毒而散漫也參歸大補湯〔三四〕如通身皮肉盡赤者此毒火炎熾煎灼血分也歸宗湯〔三七〕大抵頭面痘少及雖多而未起脹者頭面俱不應脹目不應閉痘多已起脹者頭面應腫目應閉已收靨後腫應消目應開未收靨不應消不應開不應腫而腫不應閉而閉與應消而不消應開而不開皆為毒盛應腫而不腫應閉而不閉與不應消而消不應開而開皆為毒內陷　起脹時有數枚變黑乾枯堅硬針撥不動摸之則痛捻之則有核者此痘疔也詳諸症篇痘疔條雖有數枚變黑而四圍有水惟中心黑陷者急用胭脂膏塗貼之〔三四〕大便

不通者，通幽散三四去升麻，加紫草，或加酒炒大黃，或豬膽導法三四導之。舊謂變黑乃毒歸腎經不救，然黑乃氣血凝滯。未起脹時先黑者，用活血散四四以疏其滯，加麝香以透經絡；起脹後方黑者，用活血散四四加穿山甲以逐其毒，外皆以水楊湯四十浴之，即可救也。腦麝開滯透竅甚捷，用之不當，走散氣血，慎之。

起脹時，有水泡血泡者最惡，害等痘疔，當分別急治。蓋痘初見紅點，繼而成一小小顆粒，尚是紅色，亦名血泡，紙撚照之，內裏紅色鮮艷是也。又漸而起脹，色轉瑩白，亦名水泡，紙撚照之，微紅而瑩白是也。今所謂水疱者，其形較大，其皮較薄，紙撚照之，內含一包清水蓋脾經濕熱之所浸淫也，如沸釜焉，火盛則釜中之水，必沸而爲泡也，稍緩其治，則痒塌而死，當用銀針挑破，以芫荽酒四四調宮粉塗之，內服保元湯，三八加豬苓赤伏苓澤瀉白朮炒土生薑兼泄瀉者更宜，今所謂血泡者，起脹時有小泡夾痘而出，漸大如黃豆，如白果，毒不甚則赤，甚則紫，名血泡，與見點時血泡不同，此毒熱所發，涼血解毒湯，三四銀針挑破，吮去惡血，方保無恙，若任其自破，惡汁流染，痘亦因之赤爛矣，

灌膿証治

起脹後三日，行漿灌膿，先起先灌，次第如期，肥滿光澤

根腳紅暈如線、有二節、初行漿時、紅如花蕋、形如鋸齒、其根及痘身四圍、不淡不散、至漿足時、血歸根底、緊束如線也、飲食二便如常、神氣淸爽、膿由稠黃而轉蒼蠟色、顯結痂之形、此時毒氣全化、漿膿乃水泡中之水、毒氣所化者也、其化已久、而必待膿足、乃爲全化者、以得熱氣薰蒸、漸次稠濁成膿、於此驗熱氣之透發無餘、毒不內留也、是爲順証、不必用藥、若灌遲漿淸、是氣血兩虛、軟而薄、易破、氣洩而漿難成、或漿行收早、熱毒盛也、根腳赤艷、血熱、及夾雜水血等疱、詳起脹篇末、此皆險証、若色紫黑、或灰白、而漿不行者、非梟毒內蘊、錮滯氣血、卽氣血虛弱、不能載毒外透也、或漿未成而腐爛、謂之疪爛、或痒塌、或空殼無漿、或稠密不分顆粒、乾枯無漿、或起脹時、目已閉、頭面已腫、至此

忽開忽消，解見起脹此皆逆証，
治法，痘不如期灌漿若板硬乾黃，詳諸証篇板黃條，或灰白而
黯滯，詳起脹，乾枯皆毒氣鬱滯，清毒活血湯，四四○兒形氣壯實者加
參耆，便秘加大黃 地脚紅紫，痘形焦黑，毒火熾盛，氣血錮滯，歸
宗湯，三七加歸尾紅花紫草犀角黃連穿山甲紫花地丁，
根脚紅色淺淡，頂陷無漿，氣血虛弱者，千金內托散，三九
皮薄漿清光亮，軟皺溶溶如濕，根無紅暈，此氣血
虛縮，恐變在須臾，參歸鹿茸湯，四四或芎歸保元湯，四四
空殼無漿，加味四物湯，若根緊而紫，此氣行血滯，毒伏
血分，四物湯，四四加連翹，去心紫草茸，酒洗水煎服， 外感

風寒者治同起脹　夾雜水泡血泡者治同起脹咳嗽痰血咽喉不利肺受火邪也甘桔湯四五加牛蒡子炒天花粉連翹去心　此時毒氣盡發於外氣血內虛八珍湯四五　此時忽然瀉出粘膩穢惡之物乃毒出也雖頻不足畏但不可不固脾氣四君子湯四一　若瀉出水穀不化新暴者白术散四五合四苓散四五稍久者白术散四五加溫補兜澀之劑　初灌時微發痒燒乳香薰之詳諸証篇痒條灌漿各處飽滿惟手足不充或灰白色或清水此脾氣弱不能暢達四支亦理之常快癍越婢湯四五　癍爛因發表太過表虛所致陽氣亦不內守自利者陳氏木香

散四五或十全大補湯四二去桂加防風荆芥穗多服癱爛作膿痛甚天水散四六和百花膏四六塗之膿水流出不乾敗草散四六或白龍散四六襯之破爛成坑者內陷也內托散四七外用白龍散四六罨敷之破爛若得復脹復灌或於其旁另出補空小痘此餘毒得裏氣充實猶能外透也須顧其脾胃使中氣不餒爲佳灌漿時忽面上有乾靨者卽倒靨也詳收靨篇首速用八珍湯四五加金銀花牛蒡子炒連翹去心煎調獨聖散四七服後乾者復作膿或旁邊再出補空小痘者上也發癟毒者次也不爾則危十全大補湯四二加金銀花

收靨証治

漿至充足色如蒼蠟漸如粟殼其頂微焦循次結靨先灌先結又自頭面而下也又從口鼻兩旁人中先收者吉手足心手指尖陰上先收者亦佳不遲不速靨似旋螺高起潤而不燥身和無病此爲順証不必用藥　若漿雖足而色不蒼老過期不靨或痘顆潰爛或痒抓損傷或靨色紫黑此爲險証　若不待收靨而皮若剝去此名倒靨根脚日漸潤大頂日漸平陷色全白形如豆殼或漿色清稀不足根脚淡紅無暈瘡皮皺嫩似結非結並不成痂俱名倒靨又正灌漿時卽收痂亦名倒靨已見上灌漿末條或痘痂形色如麩之薄如煤之黑或淡白無光或膿汁粘連久不脫落此爲逆証

治法皮嫩漿清收靨逾期身凉支冷二便不實虛証也回漿飲四七　焮腫而赤潰爛而臭通身大熱煩渴不寧此熱盛難歛也夏月過于煖護多有此　大連翹飲四七喘急小便秘者清金導赤飲四七大便結者古人用四順清凉飲四七乃秋風撤熱之劑所謂凉風至而草木實也　痘頂有孔漏漿徧身浸淫甚而潰爛肚腹脹小便不利此濕盛而不收也除濕湯四八或保元湯三八加防風白芷白朮外用敗草散四六或白龍散四六敷之　不當歛而歛顆粒乾燥口渴發熱煩急不寧此火燥也清毒散四八　不待收靨皮若剝去者倒靨也保元湯三八加全歸酒洗木香煨官桂

白芍酒炒 白朮土炒 老米水煎　髮際已上陽中之陽孤陽也足膝已下陰中之陰孤陰也後靨不妨　痘原佳惡不一至此時佳者先靨自面部至手足內踝皆有靨者餘痘遲靨亦不妨俗名花靨　下身遲數日不靨者熱在下也小便秘者四苓散四五加黃芩黃連滑石木通大便秘者當歸解毒湯四八漿足時或發熱謂之燒漿蓋眞陽薰蒸漿乾成靨之候也不必用藥

落痂證治

依次脫落瘢痕潤滿其色紅活不淡不赤此順證也不必用藥頭額腳膝遲落不妨詳見上篇　若痂不盡脫瘢痕乾燥色赤

紫黯乃餘毒尚留後必發火瘡謂之痘毒此雖險症然飲食二便調和亦不足慮　若日久不脫即脫而瘢色純白不紅此血脫虛甚也或痕色浮光而紫此毒焰尚熾也或乾枯黑黯此毒錮血死也或落後氣之形羸亦難支持此爲逆証

治法乾燥不落根脚紅艷渴欲飲冷煩急不寧此毒熱鬱於血分涼血解毒湯四三　已結未落之際根脚滲漏水漿甚則潰爛小水不利大便溏五苓散四五　痂一半掀起一半咬緊不脫身熱乾燥肌膚紅赤此熱在肌表荊防解毒湯四八　瘢痕或紫或焦黑通身壯熱煩渴不

宜黄連解毒湯、六六加生地連翹去心丹皮金銀花甘草、瘢赤艷而凸起、或發熱、或作痒、皆血有餘、熱復外感於風也、解毒防風湯、四八

瘢凹不起、色白不紅、以手摸過不見血色、精神飲食皆不足、此氣血虛甚也、十全大補湯、四二若摸過稍紅、此氣較血更虛也、保元湯、三八服至紅乃止、

面上久不脫、可慮、以毒滯於諸陽之會也、大連翹飲、四七去紫草、加白芷、外以百花膏四六潤之、痂不落、及落後昏昏喜睡者、此邪氣雖退、正氣未復、脾胃虛弱也、人參清神湯、四九落後虛煩不眠者、竹葉石膏湯、四九

半月一月不落、或發痒者、此因表散太過、傷其津液腠理

虛灕無力脫卸也人參固肌湯四九外以酥油或麻油潤之、痂深入肌肉不落者百花膏四六潤之、痂落後血氣未復切忌澡浴、

痘科彙編謂結靨之狀種種不一、有漿老而頂皮嫩薄堆起一尖狀如攢餡包、周圍之皮漸皺膿漸乾而結、其色微黃繼則焦黑而硬隨結隨落者、有漿老皮焦硬、形如小鐃鈸瓦灰色、繼而膿乾痂甚厚、灰色變黑隨結隨落者有膿回痘與皮平全無痂狀繼而皮漸堆起結痂甚厚隨結隨落者有膿回剩一空殼全不見其結痂後殼破內裏却有結成之痂雖不甚厚亦復無恙者不可

不知、

痘中諸証

諸証因痘而得者但治痘而雜証自退、如驚搐煩躁之類、不因痘而得者、須先治雜証而痘乃不爲災如外感風寒內傷飲食之類

發熱 初出至起脹、見表熱無汗、皮膚乾燥此熱在表也升麻葛根湯三七加荊芥穗防風、若有汗、此熱在裏也加減消毒飲、四九至行漿時熱不減、此毒熱薰蒸也、清毒活血湯、四四便秘者去參耆、加酒炒大黃至結痂後、壯熱胸腹手足俱熱此餘毒過盛也、恐發癰大連翹飲、四七

汗 初發熱時常有微汗、是營衛通暢也、若太過則恐亡

液亡陽欲歛之者以保元湯三八加浮小麥桂枝白芍炒盜汗者當歸六黃湯四九

頭痛頭面痘出稠密身體壯熱煩悶者毒火上攻也大連翹飲四七若頭面稀疎微覺身熱者風熱鬱閉也清解散三七

腰痛初發熱即腰腿疼痛最惡小兒不能言其痛但見腰無力縮身墜下者是急用歸宗湯三七加歸尾元參羌活川山甲炙以救腎遲則無及彙編謂腎與膀胱爲表裏毒滯少陰連及太陽則須解毒以瀉少陰之邪發表以通太陽之經其說有理

腹痛毒熱內攻腸胃也時作時止痛甚則連腰桂枝大

黃湯四九煩渴便閉譫語者、承氣湯四九停食作忽然而作者是加味平胃散五十風寒閉遏痘出不快熱者芍藥防風湯五十虛甚作痛者黃芪建中湯四二痛而且脹者毒盛也不外升發解利之故曰痛隨利減脹以利消

煩躁毒火太盛而神不寧也痘未出者消毒飲四九有風寒鬱遏者、清解散三七痘已盡出、又起發猶煩躁者、血熱也涼血解毒湯四三養漿時煩躁者、如痘頂平色淡白氣血不足也保元湯、三八加當歸白芍炒麥冬去心棗仁、炒研如痘形縱凸色紫滯大便秘者、四順清涼飲四七如神識皆

迷者，導赤散，五十合牛黃清心丸，五十晝日煩躁者，人參白虎湯，五十加梔子仁，夜裏煩躁，四物湯四五加梔子仁。靨後煩躁者，四物湯四五加人參、麥冬去心、梔子，去川芎。

譫妄　毒熱亂其心神也，黃連解毒湯，六六胃實有燥屎者四順清涼飲。四七

驚搐　多因肝風心火太盛，痘未出而見此者，不可純用寒涼，恐閉遏其毒，宜清解散三七疏散其邪，痘出自止。若已見點，仍不止者，此毒伏心經，導赤散，五十加黃連。靨後發搐，是眞氣虛弱，火邪內攻，寧神湯，五一痘後食蒸發搐必面黃潮熱，大便酸臭，木香大安丸，五一或四順清涼飲

四七

厥逆 毒熱鬱閉者，爪甲色紅，小便赤澁，乍厥乍温，此熱厥也，梔子金花湯五一 便結者，承氣湯四九 若爪甲白，小便清利，久冷不温，則爲寒厥，加減陳氏木香散四六 甚者附子理中湯四一

寒戰咬牙 寒戰，謂徧體寒慄而振振然搖動。咬牙，謂緊咬其牙，乃牙關緊也。又爲上下牙齒相鬪有聲，卽內經論瘧所謂寒慄鼓頷也。蓋寒慄之甚，不但身體戰動，卽頷亦鼓動，致上下牙齒相鬪也。緊鬪二証，並痘中所有緊咬其牙者，理同驚風之噤緊，肝火盛而筋急，故咬牙

肝風鼓動，故振搖而寒戰也。肝熱則心必熱，故古人又以竄視目上視也咬牙為心熱，牙關名頰車，乃胃脉所循，故又以屬胃熱也。當從嬰科驚風門治之。牙齒相鬬者，若初發熱時見，乃火毒欲出未出，留連經絡之中，邪正相爭，榮衛素虛，正氣怯縮所致。正如瘧發時，邪正相爭，而寒慄鼓頷也。羌活湯一五主之。若見點後色紫赤，大便秘，小便濇，煩躁口渴而見此者，乃內火熾盛，伏於裏而不達於外，裏熱而表反覺寒，故寒慄鬬齒也。此如傷寒之熱深，而身反涼，手足反厥冷也。四物湯四四〇內白芍易用赤芍，加連翹去心、石膏、麥冬去心、川連、木通主之。若灌漿時，膿

稀、大便溏、小便清長、身凉不渴而見此者、乃陽虚使然
所謂氣虚則寒戰、血虚則咬牙、以氣屬肺、血屬腎、肺陽
虚則寒戰、腎陽虚則咬牙、腎主骨、齒者骨之餘、腎寒則
骨寒、故内慄而齒鬪也、保元湯（三八）加肉桂、當歸主之
再按牙關緊急、有暫有常、暫者火動則作、火静則止、故
無常也、此乃火動時不能當、故咬牙以抵禦之（詳醫編抽搐篇）
其筋急由於咬牙、以咬牙捏拳用力作勢、故筋急也、常
者、由火盛之極無有止息、血枯筋縮、遂至牙關常時緊
閉不開、此則咬牙又由於筋急矣、其理不可不知、又痘
瘡痛甚、亦有忍痛而咬牙振動者、均宜詳察、又睡中嚙

齒亦咬牙之類蓋甚則為咬牙咬定不移用力甚也微則為嚙齒耳

渴初發熱即渴者裏熱盛也葛根解毒湯二五痘出赤艷而渴者血熱盛也涼血解毒湯三四痘稠密成漿津液外泄而渴者人參麥冬散二五脾弱泄瀉傷其津液者生脈六均湯二五

喘熱邪干肺上壅而喘者涼膈白虎湯一五若噴嚏頻頻鼻流清水由風寒外感而喘者杏蘇飲二五傷食蒸熱而喘者平胃散十五加麥芽炒神曲炒山查痰壅作喘者加味二陳湯二五此皆實喘其聲粗大有力若泄瀉後元氣不足而喘者是為虛喘其聲細微無力人參白朮散二四

又有灌漿至半足忽倒靨而喘者此中氣大虧參歸鹿茸湯四四亦虛喘也若痘寄鼻塞呼吸不利似喘而實非喘不必治之

痰 加味二陳湯五二主之然此湯不可用於灌漿時但於助漿劑中少佐清氣化痰之品如保元化毒湯四十加橘紅貝母桔梗麥冬甚妥

咳嗽 火刑金也初發熱見此者杏蘇飲五二不論有無外感皆可自起脹至成漿見此者由喉中有痘似痒非痒似梗非梗阻碍道路使然痘收自愈靨後衛弱腠疏風寒外襲者人參清膈散五三因餘熱者加味二陳湯五二

嘔吐 有物有聲爲嘔，有物無聲爲吐，痧初出見此爲火邪犯胃毒氣上逆也，痧必赤艷，梔連二陳湯，五三 自起脹至收靨，見此者，瘡集咽門，吞嚥不利所致也，加味鼠粘子湯，五三 傷食嘔吐者，吐必酸腐，木香大安丸，五一 痰飲上逆者加味二陳湯，五二 水飲過多，四苓散，四五 吐後精神倦弱，不思飲食，參砂和胃湯，五三

噦 噦於月切，卽乾嘔，內經所謂噦者，卽呃逆也，此從仲景作乾嘔，有聲而無物也，火熱上沖胃口使然，橘皮竹茹湯，五三

嗆水 見此症七日前者，乃火熱壅塞咽門，水不得入，反入於喉，不能容物，故嗆而出，乃惡候，恐熱毒上炎則不

外透肌表也甘桔湯（四五）加牛蒡子（炒）射干或加味解毒湯（五三）三七日後見者乃咽門痘長壅塞使然收靨自止

口噴穢氣　毒火炙胃故口臭難近不急救胃爛矣歸宗湯（三七）

不食　大便秘結痘瘡紫赤者熱毒盛也凉血解毒湯（四三）加黃芩黃連大黃若痘色灰白無暈泄瀉此脾氣虚弱也人參白朮散（四二）若咽門腫痛欲食不能者甘桔湯（四五）加牛蒡子（炒）傷食而惡食者加味平胃散（五十）

秘結　二便常宜通暢然後裏氣流行得以運毒外出大便結者四順清凉飲（四七）〇起發之後慎下或用猪胆導可也小便秘者導

赤散五十八正散五四二便俱閉黑陷煩躁者急用棗變百祥丸救之五四

瀉利初出時偶瀉一二次不妨以有疏通之功也若瀉甚爲熱併腸胃迫而下注柴苓湯五四起脹時瀉支冷痘色淡白不起加減陳氏木香散四六如中滿惡食瀉黃酸臭手足心熱面赤痘紅此胃熱作瀉也胃苓湯五四成漿收靨時尤忌泄瀉恐中虛毒陷百變叢生急以豆蔻丸五四止之然有利清水者因飲水太多而瀉水盡則自止有利膿血者因毒陷傷血幸中氣實毒不得留而瀉膿血盡亦自止皆不可與虛寒者同治若妄行止澁殆矣

當以痘之形色証之，虛實寒熱辨之。

痢　濕熱鬱於腸胃，致傷氣血而痢，痘必黯滯無色。須清熱除濕，調理氣血。白者加味四君子湯，四一 赤者四物湯，四四 加黄芩、川連、並酒炒 木香，赤白兼者，二方合用。更于痢門詳求之。

癢　經曰：諸痛爲實，諸痒爲虛。又曰火盛則痛，火微則痒。痘方出而痒者，邪欲出而皮膚閉密，火遊移往來，故痒也。升麻葛根湯，二七 加桂枝、防風、淡豆豉，痘出痒自止。漿色淡白，痘形平塌，倦弱便溏而痒者，氣血虛也。十全大補湯，四二 加防風、牛蒡子，炒 因穢氣觸犯，痘欲出不出而痒者，內托散，四六外燒辟穢香，五五或辟邪丹，五五若無因而痒，當視其痘形乾枯者，宜養血潤燥四物湯，四四如濕者四君子湯，一四二方並加防風黃耆，荊芥牛蒡子，炒凡痒者，察其人精神清爽，誤抓破而自知，及知令人抓搔者吉，若悶亂不自知，抓爬不已，禁之不止者凶，若收斂時痒者，此膿成毒化邪解正復，榮衛將和暢也，與瘡癤將痊而痒者同，不必治，　荊芥芽茶葉爲末，紙捲搓緊燃火吹息，隔紙刺痒處，患者甚快，痒卽止，一方用完蟬蛻二十個，去翅足，水煎服立止，

【痛】火盛也，初出毒不得透者，升麻葛根湯，三七痘出稠密

紅赤者，毒盛血熱也，四物湯四四〇內白芍易用赤芍，加荊芥穗、防風、紅花、丹皮、牛蒡子炒、連翹去心。若收靨時痛甚悶亂者不治。

怠倦 屬脾氣不足，補中益氣湯四十。亦有神氣本弱，爲食熱所困者，不得專以虛治，保元湯三八加梔子炒、黃芩酒炒、麥冬去心、麥芽炒、神曲炒、山查、陳皮。起脹後見此而聲啞者，喉中恐有疳蝕瘡，須視之。痂落後見此者，乃邪退而正未復，人參清神湯四九。瘢白者，去黃連，加紅花少許。

伏陷 伏者，毒蘊於裏而不出也。陷者，毒已出復入，頂見凹陷也。有血陷，其顆粒根脚連頂通紅，因氣虛血反親上毒祭陽位也，後必陷凹，不成漿，保元湯三八少加薑桂服之，即起發成漿矣，當及其未陷時用之更妙。有紫陷與血陷相類，而有虛寒、實熱之分，蓋血陷色淡紅，氣弱身涼，此則深赤而紫，且氣粗身熱也，淸熱活血湯四四，煩渴者，去參芪，加麥冬、天花粉。有黑陷則又甚於紫陷矣，大便結者，承氣湯四九下之，或用人牙散四二、獨聖散四七、雞冠血五五酒和服，外用芫荽酒四四塗其徧身，併衣服薰蒸之，或用壁間喜蜘蛛，如豆大者，研爛入雄黃末，每歲一厘同研，均酒調服。有白陷甚則爲灰陷（白色尙明，灰色則暗也），俱根無紅暈，參歸鹿茸湯四四

板黃灌漿未得半忽然黃色突起乾燥堅硬也毒害脾土氣滯血凝土色外見難以灌足清毒活血湯四四若周身并頭面頸項眼唇俱黃者不治

潰爛膿水浸淫粘連衣服身無完膚茶葉揀去梗入滚水一煠即撈起再揀去梗濕鋪床上隔以草紙令臥一夜膿即乾甚效

水泡血泡已見起脹篇末條

痘疔色黑而堅硬針撥不動摸之則痛捻之有核者是也痘未出疔先出痘未長疔先長五臟各有所見心疔先赤後黑起於顴阜胸乳之處肝疔先紫後黑起於左

太陽左脇眼胞兩臂之處脾疔色先黃後黑起於顋頰中庭口角（生口角者名鎖口詳部位鎖口）肚腹手足之處肺疔色先灰後黑起於右太陽右脇頸項喉突之處腎疔一起即黑起於地閣後頸耳窖背俞腰脊陽莖之處俱急用銀針挑破吸出惡血用胭脂汁調四聖膏（五五）塗之若遲延不治能使痘當發不發當脹不脹當灌不灌而百變生矣或以巴豆一粒去淨皮膜同硃砂一分研極爛點入一時突出即愈或用雄黃末眞蟾酥拌爲丸麻子大點入有生於舌根底者針破出淨惡血隨以苦茶漱口搽拔疔散（五五）再以冰片硼砂青黛黃連薄荷荊芥殭蠶（炒）爲末吹之有生鼻孔內者針破後用黃連膏（五六）加冰片滴

入鼻內，內服瀉金散，五六〇此或不可見但其入眼赤面赤，鼻氣如噴火而塞者是也。有生於眼沿者，挑破後嚼胭脂汁點之，又用蒲公英菊花煎水洗之。有生於耳內者，膿成時針破，搽拔疔散。五五有生於腋下者，左腋生則右體之痘沉伏不起，右生如之。亦挑破去其根，搽拔疔散，五五服消毒飲子。六五有生兩足心者，有紫筋直透足股，挑破去淨惡血，用田螺水五六點之，次用慎火草菜豆浸脹搗爛敷之。有生肛門旁者，挑後金銀花防風煎水洗之，次用輕粉珍珠冰片白斂末塗之，內服黃連解毒湯。六六有生尿孔內者，五六日身熱譫語，眼翻支厥，腹脹小水閉澁者是也。急用蟾酥牛黃片麝研末，次用黃

連細茶濃煎候冷取半匙調末以細軟稻草心蘸之送入孔內更服消毒飲子五六甚效景岳謂痘疔痛如刀剜者不治通用四聖丹五六

賊痘發熱依期而出只一二顆其形甚大而帶漿其色極紅而帶潤名曰賊痘易長易灌膿亦稠滿色亦佳倘誤認爲稀曆後未有不腹脹喘急而死者蓋此痘能盜周身之氣血而盡附之故易長易成因名曰賊又離衆痘而先出若痘之頭目然獨長獨灌獨曆若總攬其事者故又名痘攬頭急用銀針挑破令稍見血點以鉛粉時時常看若長而有膿如前法再點不妨再四必令不

長不灌待四五日或七八日周身之痘出矣大抵惡毒專發於此故旺而易長易成毒既於此專發故周身之毒皆不得泄也 按景岳謂出齊後有獨紅赤獨大摸之皮軟不礙手者為賊痘三日外必變成水泡甚者變紫黑泡保元湯三八加紫草紅花蟬蛻或燈心木通湯煎調益元散四六瀉心火與前說異恐是水泡血泡之類耳

鬼痘 詳起脹治法項四條

痘母三兩成叢根腳堅硬成塊或身上有紅腫結硬似癧非癧者是也六七日死真人解毒湯五六

目証熱毒上攻如赤腫疼痛隱澀流淚者洗肝散五七驗

膜遮睛者，加味龍膽湯，五七凡痘毒入目，常服兔糞九五七

不宜點藥。

唇証　脾脉環唇，以紅活爲佳，若赤紫焦裂，脾熱也，初宜升麻葛根湯，三七加梔子藿香防風石膏，起脹後黃連解毒加味湯。四八

口瘡牙疳　口舌生瘡者，吹口丹，五七吹入即愈，若毒攻牙齦，腐爛牙縫出血，甚則齒落腮穿，名牙疳，此証殺人甚速，故有走馬疳之名，急用清毒凉血飲，五七外敷人中白散。五八

舌証　或赤或紫黑，或腫或弄舌。舌舒出即收，名弄舌，彙編謂以手弄舌，非也

或吐舌，（良久不收名吐舌，）皆熱盛使然，加味犀角湯，（五八）若以舌餂唇者，乃脾熱唇乾也，瀉黃散。（五八）

咽喉証 腫痛飲食難入，當急治，甘桔湯，（四五）加射干、牛蒡子、元參、連翹、麥冬、梔子，或利咽解毒湯，（五八）吹牛黃散。（五八）

失音 肺熱音啞，甘桔湯，（四五）加味同上條，若灌漿時啞者，喉中瘡脹礙於氣道也，收靨自愈。

失血 衄血，犀角地黃湯，（五八）外吹髮灰散。（五八）大便下血，四物湯，（四五）加丹皮、荊芥（炒黑）、黃芩、黃連、地榆，虛者歸脾湯。（五九）至若大吐血、尿血，七竅出血，禍在反掌，不治。

陰囊腫 熱毒入肝經也，小柴胡湯，（五九）加青皮、木通、山查

肉外用石燕子醋磨濃汁塗之瀉熱下墜者四苓散四五
加滑石瞿麥梔子仁木通
夾疹 痘已見形其中有細密顆粒如麻子者爲夾疹若
堆在痘上者名罩痘疹痘與疹齊出重証也須先治疹
以痘毒深爲時久約半月方成功疹毒淺爲時不久疹之出收不過考日
痘非可猝治故當先治疹也升麻葛根湯三七加荊芥防
風蟬蛻牛蒡子犀角疹散痘乃起否則痘爲所阻不能
出而有煩喘悶亂之虞矣
夾痧 痧亦疹類但尖圓白硬內含淸水與疹之無水者
不同亦熱毒所發也荊防敗毒飲五九

夾斑 紅點大小不一、或成片如錦紋、如雲頭突起並無顆粒爲斑、乃火迫陰血浮現皮膚也、荊防敗毒飲九五若養漿時見者黃連解毒加味湯八四、結痂後見者、解毒散五九加當歸赤芍石膏有爛處以生肌散九五敷之大抵七日前見者多宜表散七日後見者多宜清解、 斑色宜紅活惡紫滯

痘後浮腫 痘後表虛見風太早、風邪乘虛而入動濕所致、即仲景所謂風水也五皮湯六十微汗之服後面目不浮、惟身猶腫者胃苓湯四五

痘後癰瘡 餘毒不盡、留於經絡發爲癰瘡不論已未潰

均用解毒內托湯六十外用紅玉膏六十攤貼如痘正發時見者熱甚升麻葛根湯三七或當歸活血湯四一併痘發之膿成未潰者針令膿出使不內潰外貼膏藥　痘後遇風鬱熱作痒生細小瘡搔爬成片膿水浸淫謂之痘風瘡又名痘癩內服十全大補湯四二以補氣血兼用散風苦參丸六十外塗麥饞散六十或滲濕救苦散六一喻嘉言曰黃鴻軒手臂忽生瘡癤蔓腫無頭痛極莫耐外科者咸謂熱毒所致撥之平素淡泊寧靜絕無生熱致毒之因究莫識其所起也予曰吾議此症請先爲致賀後乃言之瘡瘍之起莫不有因外因者天行不正之時毒也起

居傳染之穢毒也內因者醇酒厚味之熱毒也鬱怒橫決之火毒也鴻軒於四者總無其因不問知爲胎毒之餘也凡人稟受天地之氣有清濁之不同惟純粹以精之體其福澤壽算俱不可限量然從父母構精而有身未免夾雜慾火于形骸所賴惟在痘瘡一舉暗將所藏慾火運出軀外復其粹精之恆體如礦金相似必經紅爐煆煉而渣滓與精瑩始分之爲兩吾嘗以此法觀出痘者之眸子七八日後眼開之時黑白分明者精金也赤筋紅膜包裹混金也至於瞳人模糊神光不現則全非金矣鴻軒幼時出痘太多元氣不能充灌又爲雜症

所妨臟腑中之火毒雖盡而軀殼間之留滯猶存所以痘癌之發必於手足之委中曲池者則以零星小毒無處可容而潛避於呼吸難到之處耳今之癌癬正當曲池之穴其爲痘毒何疑毒伏肘腋之下原無所害但粹精之體微有夾雜是亦寶鑑之纖塵白璧之微纇也曰者太和元氣充滿周身將十五年前之餘滓盡欲化爲膿血而出他人見之爲毒吾蚤已卜其爲與者機矣豈有暢於四肢而不發於事業者哉治法外用馬齒莧熬膏攻之速破內用保元湯托之盡出仍以痘癌門藥爲治即日自當痊愈必不似瘡毒之曠日持久也如法治

之潰，出膿水甚多，果不用生肌長肉而自愈，

男子年長出痘 年長嗜欲開，眞元泄，水虛陰虧，難以制火，行漿時多煩渴等熱証，不能成膿者有之，參麥清補湯六一調治數日，如漿不行，參歸鹿茸湯四四內調雞冠血酒治之五五

婦女出痘行經 當期者，毒隨血出，不必治，非期者，火內擾胞中，致血妄行也，涼血解毒湯四三若過期不止，乃熱入血室，四物解毒湯六一加元參甘草，若行漿時去血過多，急用十全大補湯四二

孕婦出痘 防熱損胎，如聖散六一主之，初發熱加升麻葛根連翹，出而稠密

者加酒炒黃連牛蒡子連翹南山查不起發者加牛蒡子赤芍湯加麥冬花粉知母血動者四物湯四九加芩連脾虛食少發不出者千金內托散三九去肉桂倍參芪身熱有外感者參蘇飲加木香六六

痘出遇産十全大補湯四二○當酌用若腹中痛惡露未盡也黑神散六一産後出痘惟宜大補氣血十全大補湯四二

附水痘發於脾肺二經由濕熱而成初起與正痘相似面赤唇紅眼光如水咳嗽噴嚏身熱二三日始出形尖圓而大內含清水易脹易靨不作膿漿初起用荊防敗毒散五九繼用加味導赤散五十

証治總論

痘與凡瘡不同　經謂諸痛瘡皆屬心火，痘亦瘡類，火毒也。但諸瘡或在皮膚，或在筋骨，深淺不一，或止在一經，不涉他經。痘毒則徧蘊五臟，無處不有。諸瘡可用藥消散，使之不膿；膿已成，則必使之潰。痘則不能消散，必要成膿，膿成徧不要潰，故不同也。

痘與疹不同　舊謂痘出五臟屬陰，有膿有痂陰有形質也而成於陽，蓋陽主氣，氣盛則痘易成功，故無平塌凹陷之虞。疹出六腑屬陽，疹有小小顆粒，無膿不結痂，陽氣輕清也。而成於陰，陰主血，血盛則疹易成就，故無紫黑焦枯之變。又謂痘屬陰宜溫煖，疹屬陽宜清涼。又有謂疹毒輕淺，風寒易於遏閉，故畏風寒，痘毒深重，風寒不易遏閉，故不畏風寒。卽俗所謂麻包痘露也。此皆不可泥。蓋痘與疹皆胎中火毒，特有深淺之分耳。古人謂疹出脾肺二經，獨非臟乎。治法大抵皆以症爲主，並當適夫寒温，不可執一也。至痘以稀爲貴，稀則毒輕；疹以密爲佳，密則毒透。此却有理。

論部位　初出看面部髮際下，印堂上，旁至日月兩角，心之位也。若先見點，先起脹，先灌，先靨者，不吉。以心爲君主，義不受邪。今毒發先於心，故不吉也。鼻屬脾，先見點，先起脹，先灌，先靨者，亦不吉。以鼻乃脾位，毒先發於脾，脾敗無以運行，四臟亦隨之而敗也。按所謂先者，乃未及期或如期而獨先也、若已逾期、已成壞証、周身之痘不起發、而天庭山根、年壽準頭、獨先起灌、又爲吉兆、蓋心脾之毒得解也、心主血、爲十二官之主、脾居中、運乎各臟、心脾血活、則各臟之氣血皆活矣、此又當知、左頰肝之位、右頰肺之位、先見點、而磊落光明者吉、如相聚成塊地界不清、肉體腫硬者凶、以肝藏魂、肺藏魄、梟毒侵犯魂魄將離也、頦下屬腎、自承漿以至兩頤、先見點、先脹先灌先靨者吉、以此屬腎部、而三陰三陽之脉、皆聚於此、此處先發、爲陰陽通暢也、耳爲腎竅、又少陽相火之脉行、耳前後先發、乃火毒焚灼、水不勝火、非吉象也、最可喜者口唇四圍、獨先他處、以陽明脉夾口環唇、胃與大腸、乃多氣多血之處、無物不受、可容毒也、已上論頭先後、面胸背稀疎者吉、若徧身稀疎、而頭上獨多者、名蒙頭、此毒盛於諸陽之會也、鬆肌通聖散六一、外用胭脂膏四三塗貼法、若頭紅腫如瓜不治、 獨鼻梁左右、容如蠶種者、名抱鼻危、胭脂膏四三塗之、繼用黃連解毒加味湯四八、頸項獨多、纏繞攢聚者、名鎖項危、急用清金攻毒飲六二救之、 一口角有痘一粒、較諸痘獨大、板硬無盤、或色黑、名單鎖口、兩口角各有一粒、名雙鎖口、又口之上下四旁、連串環遶者、亦名鎖口、初出即以銀針挑破、外點胭脂膏四三〇、或用官粉点之、 內服瀉黃散五八、使轉紅活可生、兩鬢近太陽獨稠連者、名抱鬢、先用鬆肌通聖散六一透發其毒、繼以歸宗湯三七救之　耳後高骨屬腎經獨攢寄者名蒙骱凶、鬆肌通聖散六一、貼胭脂膏四三、甚者、歸宗湯三七兩眼胞獨圍寄者、名鎖眼、外貼胭脂膏四三、內服清熱解毒湯三九、獨攢聚於唇內者名鎖唇、輕則焦裂腫痛、重則板硬乾黃、急服瀉黃散五八、合豬尾膏服四一、外貼胭脂膏四三、見黑不救、　獨兩腮攢聚成片者、名托顋、見點時毒勢未成、即以黃連解毒加味湯四八、解之、如板硬紫黑、歸宗湯三七、獨兩肩粘連成攢赤黑黯澀者、名披肩、清熱解毒湯三九、大便秘者、歸宗湯三七、獨背攢聚粘連者、名聚背危、當辨腳根鬆緊、鬆軟者尚活動、鬆肌通聖散六一、貼胭脂膏四三緊硬者毒錮血凝必勝湯三九死中求生　獨胸上攢聚者名攢胸危凉膈攻毒飲六二獨當腰圍繞者名纏腰凶歸宗湯三七身之上下俱稠密惟腰間絕無一點者名斷橋毒伏腎不出也急用歸宗湯三七得此處透出爲吉　獨腹攢粘狀如囊聚者名囊腹先用鬆肌通聖散六一透發其毒再用歸宗湯三七攻之使地界分明根脚鬆動方無虞　獨兩臀攢集如鱗者名鱗坐如平扁灰滯者鬆肌通聖散六一板硬紫黯者歸宗湯三七獨陰囊稠密者名囊毬散結湯六二疎解之　獨兩膝攢聚如餅者名抱膝恐行漿時難下達於脛鬆肌通聖散六一加牛膝

透之，徧身俱有，獨足踝以下無者，名無根毒滯於脾足踝以下屬脾不能下達也，快斑越婢湯四五

【論證】形體有强弱，聲音有壯怯，眼睛有有神無神，飲食有多少，脉息有虛實，大綱已自可辨，更以痘症察之，頂陷凹，皮軟薄，氣虛也，發爲水泡，氣過盛也，痘色紅淡，以手摸過卽轉白者，血虛也，深紅赤紫，或發斑者，血實熱也，又辨其表裏虛實，外感風寒，現發熱惡寒，頭疼體痛無汗者，表實也，汗多者，表虛也，惡熱便硬腹痛者，裏實也，下利淸冷，小便長白者，裏虛也，又辨其証之寒熱，面赤唇紅，舌乾飲冷，爪甲紅，尿黃赤，煩躁譫狂，痘紫黑乾

枯、大小便秘者、熱証也、身支不熱、口鼻氣冷、面唇爪甲尿皆白、下利不臭嘔吐不渴四支厥逆、久而不温、痘色灰白、而根無紅暈者寒証也、　形之起脹圓綻者、氣之充也、色之明潤紅活者、血之榮也、形色俱佳者、上矣、二者不可得兼、則舍形取色、以氣無形易治、血有質難理也、故形雖平塌、而色光潤紅活者、血尚活動、不難醫療若色見乾枯焦黑、形雖起發、而血已涸往往不救所謂寧教有色而無形、休教有形而無色、古人之說固不誣矣、　根脚之色、以紅活爲貴、而有圈紅噀紅鋪紅之分圈紅者一線藎紅緊附根下而不散走者順也、噀紅者根下血色散開，不成一線，似噴開者然，險也。鋪紅者根脚併痘顆皮膚俱紅，如平鋪者然，逆也。二證色非深紅者，乃元氣虛弱，不能統攝其血，以致散漫，九味神功散四一。若艷赤者，乃血熱湧盛也，凉血解毒湯四三。

論脉 初起發熱，脉必浮大，滑數有神，而不失和緩之氣者佳。若兼弦躁虛芤，或沉細遲澀者危。灌膿收靨以後脉宜和緩安靜，不宜洪數微弱。

論藥 藥以解毒化毒，蓋痘毒與氣血混合，不分用藥，使毒解離乎氣血而出於皮膚，以化成漿膿也。無論寒劑熱品，或汗或下，或清或托，但中節者，皆能解化，不可偏執、舊謂七日前痘未盡出、裏實者當用清凉、七日後痘盡出、裏虛者當用温補、亦大概如此、不必泥、痘爲火毒、藥用寒凉者經也、用温熱者權也、妄訾寒凉、亦不達矣

調養禁忌 調性情　適寒温(寒能閉遏、人知避之、不知温能助火、熱且爛痘、尤當切戒) 節飲食、荔枝　酒(並發癢) 棗、柿、蜜、糖(並引毒入目) 葱、蒜(並泄氣) 雞肉(動風) 猪肉(生痰) 羊(助熱) 魚腥(動火) 牛肉(黑瘢) 冷水、冷物(並遏火) 熱物(助火) 酸物(損齒) 皆在所禁、又禁生人往來、厲聲高語　對之梳頭　對之掃地　移器物

僧道師巫孝服人入房，忌一切穢氣，婦人經水氣，淫液氣，勞汗氣，溝糞氣，腥臭氣，吹燈燭氣，狐臭氣，硫黄蚊烟氣　葱蒜韭薤氣　麝香臊穢氣，防其觸犯可燒辟穢香，或燒紅棗，或黄熟香，或乳香亦佳，辟邪丹更妙，見點後常宜芫荽酒噴床壁鋪些於臥蓆下亦妙

種痘法

痘証貴順惡險逆，自出之痘不能保其必順，惟聽之天行，種痘則可保其必順，權操自我，蓋必兒壯無雜病，天時和乃種，是四順已得其三，所不可知者，毒之輕重耳，

然既得三順，且選善苗，即毒重亦可化輕，故為萬舉萬全也，

其法取極順美之痘痂，貯新磁瓶內，黃蠟封固，置清涼潔淨處，（恐熱則泄氣觸穢氣不清）春天一月，冬天半月，尚可用，以時寒不至發洩其氣也，兒一歲者，用二十餘粒，三四歲者，用三十餘粒，置淨乳鉢內，柳木棍乳為細末，入清水三五點，（水春溫冬熱）以不燥不濕為度，新棉些須攤薄裹之，捏成棗核樣，於夜間兒睡時，納入鼻孔，（男左）女右，天明取出，（倘被嚏出急納回）此名水苗，若但乳末，以銀管吹入鼻中，名旱苗，水苗較勝，

種後其氣先傳於肺，次心，次脾，次肝，次腎

痘毒感之而發由腎而肝而脾而心而肺以漸發出於外約種後七日發熱矣亦有至九日十一日乃發熱者若過十一日不發則須再種若五日即發乃適逢天行自出非關種也蓋此時五臟尚未傳徧毒何由發乎當於未種之先預申明之

種須擇人　小兒面部明潤印堂山根年壽眼下口角無青暗之色　兩目黑白分明有神　顖不陷不塡　頭不解顱　鼻孔不小　氣清不濁　聲音清亮　天柱骨正頸不歪斜　骨肉相稱緊束肥不見肉瘦不見骨　小便遠而長　腎囊緊小微帶紫黑色如荔枝殼

身無瘡疥，無雜病，臟腑調和，項無結核，形充氣實，精神強健，脉息和平，以上皆可種，面色青白，或黧黑痿黃，無喜色，無精彩，眼黑多白小白睛，帶青色，暗昧無神，顖不合，或陷或填，解顱，五軟五硬，龜胸，龜背，鶴膝，鼻孔小，氣濁聲音不壯亮不長，肉不束骨，鬆如發麵，體瘦無䐃肉，身有瘡疥，腹有痞積，項有結核，病後元氣未復素有驚癇，失乳，泄瀉，精神怠倦，脉不和平，

以上皆不可種，

種須擇時，春月不寒不熱，又爲發生之際，最宜冬至後

亦可，夏月暑熱，秋令收歛，均不宜，故惟春月最善，應溫而反寒，或反熱，亦屬不正，且緩之，俟氣平正可也，成日開日栽種日，及天月二德日，（正五九在丙，二六十在甲，三七十一在壬，四八十二在庚，）俱吉，惟人神所在之日忌種，（十一日在鼻柱，十五日在偏身，）種後發熱，前面部上，忽出顆粒，似痘，名曰信苗，此痘之將發毒氣之標也，色紅而軟，聽之自消，若紅紫堅硬如魚目者，急以銀針挑破，上以二聖散，則無虞（六二）

附疹

原疹

疹與痘並胎毒，但痘重而疹輕，痘深而疹淺，以痘毒偏五臟，疹毒止在肺脾二經故也，亦必待天行之氣感觸乃發，天行之氣沴戾之氣也，故名曰疹，俗謂之麻者以其形如麻子也，　既同爲胎毒，當亦一出不再，乃痘前出者痘後必復出方結果，何哉，蓋輕淺者以深重者爲根，根株未拔花葉得以再發，故必痘後出者，乃爲毒盡泄無餘也餘詳痘科痘與疹不同條

出疹

疹亦火毒亦必發熱三四日，或六七日乃出，羅田萬氏則謂必熱五六日乃出，初熱一日至次日雞鳴時即止，惟五心尚有微熱咳嗽數聲，鼻流清涕，此爲肺証或腹中作

痛飲食漸減此爲脾証到申酉間仍前又熱如此者四日用手滿按髮際處甚熱其面上熱少減二三分咳嗽連聲面腮燥赤眼中多淚眼胞浮腫噴嚏頻發或出鼻血至第五日其熱不分晝夜第六日早其疹出在頦下兩旁細細紅點狀如蚊蚤所咬至午兩手背並腰下及渾身俱有密密紅點七日普徧掀發鼻中清涕不流噴嚏不打七日晚兩頦先出者顏色漸淡云亦有中指獨冷手足稍冷驚悸惡心嘔噦或以手指面目鼻唇等証

疹形如麻粒比痘爲小間有類痘大者然有顆粒而無根暈微起尖而不作漿膿不結痂故與痘異

色以紅活爲貴最忌黑紫毒盛血熱也若淡白則

爲血虛。痧有出有沒，有收，或一日夜一出一沒，或一日夜三出三沒，皆出而復沒，沒而復出，自始出至收，約三日爲常期。

痧有輕重

氣血和平，素無他病，正能制邪，則發熱和緩，有汗，神清氣爽，二便調勻，痧出透徹，裏不留邪，收退不疾不徐，爲輕而易治。若邪盛正衰，必大熱無汗，煩躁口渴，神氣不清，二便閉澁，出不透徹，收不如期，爲重而難治。

痧脉

自出至收，始終但看肺脾二脉，大而有力，所謂陽証得陽脉也。雖

有別証亦不爲害此定生死之要法也

治疹大法

出貴透徹宜先用表發使毒盡達於外若過用寒涼水遏毒不能出而內攻多致喘悶而死已出透者又當用清利之品使內無餘熱以免疹後諸証且熱必耗血收後須以養血爲主此大法也

未出治法

宣毒發表湯六二主之感寒遏閉不出者加麻黃夏月勿用食滯者加山查麥芽炒陳神麴炒內熱壅滯者加黃芩如咳嗽頻頻上氣喘急面目胞腫時臥時起甘桔湯四五合

白虎湯五十加牛蒡子炒薄荷面青黑乃毒氣攻心最逆

內托散三六消毒湯三六解之

見形治法

細密紅潤透徹為佳如不爾者或風寒閉遏必有惡寒

無汗等証疹色必淡紅而黯升麻葛根湯三七加蘇葉川

芎牛蒡子或內熱壅滯者必煩渴狂躁二便秘結疹色

赤紫滯黯三黃石膏湯三六又有正氣虛弱不能托送者

必面色晄白精神倦怠疹色白而不紅人參敗毒散三六

收退治法

見形三日應收而不收者內有虛熱疹已出則內虛故熱為虛熱留

滯肌表也其証潮熱煩渴口燥咽乾皆血液虛不可純用寒涼以柴胡四物湯三六治之使血分和暢餘熱除疹即收矣若一二日不應收而收者或風寒所遏或邪穢所觸致毒內陷輕則煩渴譫狂重則喘促悶亂急服荆防解毒湯四六外用芫荽酒四四薰其衣被併擦其身

身熱不退

出透熱當減而仍大熱者毒盛也化毒清表湯四六已收仍熱者餘熱留於肌表也柴胡清熱飲　六

煩渴

心熱則煩胃熱則渴未出時升麻葛根湯三七加麥冬天

花粉、已出者白虎湯五十已收者竹葉石膏湯四九

譫妄

未出者三黃石膏湯、六三已出者黃連解毒加味湯四八

喘急

初出未透因風寒鬱閉者麻杏石甘湯六一出即收毒氣内攻者、最危清氣化毒飲六四遲則不救

咳嗽

痳疹發自肺脾故多咳嗽、本不妨然過甚是肺火太盛已出者清金寧嗽湯六四未出者升麻葛根湯三七加桔梗杏仁前胡有風寒、者再加蘇葉按萬氏　疹毒在肺得

嗽而散，故疹後旬日之內，尚宜有嗽，不可妄治，又謂嗽多則疹頓出於頭面，併及四支，故疹喜嗽而惡泄瀉，以肺移熱於大腸則瀉，瀉則嗽必減，而變爲喘，疹得嗽則出，得喘則入，入則合眼多痰，胸滿腹脹，悶亂，疹色白而毒不出，死矣，其說有理，不可不知

喉痛

表邪鬱遏，致毒不能外透，攻喉作痛者，元參升麻湯六五

裏熱壅盛，疹已發而痛者，涼膈消毒飲六五

失音

疹初失音，元參升麻湯六五，已發失音，加減涼膈散六五收

後聲啞，兒茶散六五

嘔吐

火邪迫胃冲逆也，竹茹石膏湯六五

泄瀉

毒熱移入大腸也，切忌溫熱兜澁，初起者，升麻葛根湯三七加赤苓猪苓澤瀉，已出者，黃連解毒加味湯四八加赤苓木通，若瀉而兼喘，復見悶亂搖頭者凶。　疹最忌瀉，亦有始終泄瀉而不妨者，稟之强壯多濕者也。

痢疾

清熱導滯湯六五主之。　疹後作痢，有看手咬指甲撕口唇及咬人等証須用解毒藥次數漸減或漸多嗽脉漸起清涕復來（疹未出前清涕常流出後二三日必兩鼻俱乾收後肺熱已退清涕復來思飲食爲順若不來不思飲食須清肺解毒必令復來方免用藥）方吉若痢變煤色或如屋漏水或如青菜色喘促音啞午後腮紅不治

腹痛

肺火鬱於大腸故痛但解疹毒自止不可誤爲傷食妄行消導併手揉若果由傷食者加味平胃散[六六]

失血

衄血毒從衄解不可驟然止之恐其太過吹髮灰散[五九]服犀角地黃湯[五八]便血黃連解毒湯[六六]

飲食

多有五六日不食者，此邪熱在胃，故不飢也。疹出毒解即食矣，不可強食之，尤禁麵食，動火致清涕不來，見身體發熱，看手咬指摳鼻撕唇，及撕眼劄毛等証，當解毒清熱，加消導之品。 自出至收，常喜飲凉水，不必禁，宜少少與之，毒熱可解。

唇口瘡

疹後餘毒上攻也，每日用溫米泔水洗十餘次，仍以痘門法治之，若併牙齦腐爛，成走馬疳者，馬鳴散六六甚者人中白、蘆薈、史君子、龍膽草、黃連、五靈脂，浸蒸餅為丸

滾水服以清胃火

疹與諸疹不同

兒在胎中受母血熱之氣薰蒸已久及生後遇風徧身出紅點如粟米狀滿月內見者名爛衣瘡百日內見者名百日瘡未出痘而見者名瘙疹皆疹類也不治自愈

痘方愈而疹隨發者因痘後餘毒未盡兼恣意飲食外感風寒而發色赤而痒始如粟漸成雲片名曰蓋痘疹加味消毒飲六六以疎風清熱　心火灼肺兼外受風濕而發者紅赤多痒隱皮膚中名曰癮疹先用加減羌活散六六疎風散濕繼以加味消毒飲六六清熱解毒以上

皆非正疹也，

婦科輯要

南海何夢瑤報之輯

經期

女子十四歲衝任脉盛（衝為血海任主胞胎詳針灸經脉）而天癸至（旁光為任水腎為癸水天癸者先天腎水也水之赤色者為血天癸至謂經行也）月經以時下經血每月一下故曰月信信者不失其期也（亦有兩月一行者名並月有三月一行者名居經有一年一行者名避年有終身不行而孕者名暗經）失期而或先或後則因有病而然　先期者大概屬熱亦有寒者更須分虛實若下血多色深紅而濁者為實為熱實者血有餘也芩連四物湯（六七）　若下血少色深紅而濁則為熱

爲虛、虛者血不足也、地骨皮飲六七 血滯者、薑芩四物湯六七 血多色淸淡者、實而無熱也、膠艾四物湯六七 血多有塊色紫稠粘腹痛者、實而兼瘀也、桃紅四物湯六七 若血少、色淺淡而淸者、爲虛且寒、乃氣不攝血、故先期而來、非熱逼也、當歸補血湯六七 聖愈湯六七

後期亦有寒熱虛實、若腹脹痛、血多色紫者、實也、熱也、瘀而滯也、過期飲六八 血多而色淡不紫、氣腥穢腹痛不脹者、實而寒也、寒滯故後期也 當歸建中湯六八 若血少而色淺淡腹不脹痛者、虛而寒、濇而滯也、人參養榮湯六八 血少而深紅者、雖虛而熱也、芩連四物湯六七

二者均須論血色、色以、紅爲正、若深紅而紫、深紫而黑、鮮明者屬熱、黯晦者屬寒、更以脉証參之、若淡而帶白則爲寒証無疑、若黃如米泔、則爲濕化、又須察其、形氣爲熱所化、則必稠粘臭穢、爲寒所化、則必清冷臭腥、若是瘀積、必見結塊、若是潰敗、則雜見五色、似乎瘡瘍之膿血、若更有臟腐屍氣、且多下不止、則爲危候、又須察其腹之脹痛、若經後痛者、則爲氣血虛弱、若經前痛者、則爲氣血凝滯、先脹後痛、及脹多者、氣滯血也、先痛後脹、及痛多者、血滯氣也、以此參酌、自得之矣

忽遲忽早、無定者爲經亂、審其由治之、

經行各証

經行發熱由外感者於應用方內加表藥由內傷者加裏藥又有熱入血室証小柴胡湯六八加歸地丹皮或清熱行血湯六八見傷寒少陽篇末及陽明篇

經行身痛若無外感乃血脈阻滯也於應用方內加羌活桂枝以疏通經絡若經後去血過多者乃血虛不榮也大補其血

經行腹脹痛脹多者加味烏藥湯六八行其氣痛多者琥珀散六八破其血經行去血多者當歸建中湯六八胞虛受寒小腹冷痛者大溫經湯六九但寒而不虛者吳茱萸湯

六九

經行吐瀉　脾虛者、參苓白朮散、六九虛而寒者、理中湯、六九熱而吐瀉、及因停濕傷食等証、並詳醫徧、

錯經吐衄血崩　血爲熱迫、上壅下崩也、若去血過多、則熱隨血去、以補爲主、若去血少、熱尚未減、仍當清之、甚者、三黃四物湯、六八輕者、犀角地黃湯、七十

經行兼帶下　不論經行時見、及前後見、但臭穢粘膩者、濕熱也、若形清腥穢、寒濕也、從白帶門求治法、

經閉　經斷復來

血滯經閉　因寒者、即經所謂石瘕也、寒客子門、凝血不

散留結腹大狀如懷子月事不下又名血瘕表証多者吳茱萸湯裏証多者琥珀散六八因熱者即內經所謂胞脉屬心絡胸胞脉閉氣上迫肺心氣不得下通故月事不下也乃血爲熱結迫肺作咳三和湯十七大便不實者去消黃

血虧血枯經閉經謂二陽陽明胃也之病發心脾言心脾氣鬱不舒而致胃病也一說胃病熱熱傷脾陰火乘心故心脾病女子不月依前說是胃病飲食少血無以生也依後說是血爲熱所耗也其傳爲風消血虛則熱愈熱愈虛肌膚瘦削如風之消物也息賁者死火刑金肺氣不降故奔迫上喘咳嗽不已俗所謂肺勞也賁奔同此爲血虧經閉也若失血過多血就乾枯經來漸少而閉以致骨蒸肌

熱面色枯白痿黃毫無血色午後兩顴紅赤此爲血枯經閉乃無血可行非有血而不行也二証並當清熱滋陰三和湯十七去硝黃經閉久嗽成勞者若不咳嗽止謂之虛必有咳嗽乃爲勞所謂內傷以有咳嗽爲重也証見骨蒸潮熱盜汗自汗體瘦食少俗所謂肺勞也按咳嗽亦有因外感風寒者不知解邪故久嗽不已亦成勞所謂傷風日久變成勞也俗名血風勞詳醫碥咳嗽照醫碥虛勞用藥

經閉腫脹先閉後腫通經自愈小調經散十七加紅花丹皮牛膝先腫後閉利水自愈茯苓導水湯十七參胎前子腫及產後浮腫

室女師道姑也尼寡婦經閉室女年幼氣血尚未充足常

有經來數月忽止而非病者此不必治血充自復來若兼見虛損形証則爲童勞多屬難治此四等人常有情志不遂之病其脉弦出寸口者是也消遙散十七加香附澤蘭葉丹皮生地鬱金黑梔黄芩以清熱開鬱若氣血凝結大黄䗪虫丸九十七人弱不任攻伐者澤蘭葉湯一七兼柏子仁丸一七久久其血自行

經斷復來四十九歲後天癸絶經已斷而復來若無他証者乃血有餘也不必治若因血熱者芩心丸一七或益陰煎若因怒氣傷肝肝不藏血者逍遙散十七脾氣虛寒不攝者歸脾湯二七衝任虛損不固者八珍湯十八十全大

補湯二八

崩漏

婦人行經之後淋瀝不斷名曰經漏經血忽然大下不止名曰經崩多由衝任損傷脾虛不攝暴怒傷肝所致治法已見上條更有因濕熱者熱用知栢四物湯七六或荊芩四物湯七六濕用調經升陽除濕湯二七以補中勝濕可也失血過多須大補其氣血更升舉其下陷兼固澁其滑脫升舉則補中益氣湯二七腹痛加芍藥有熱加黃芩無熱加肉桂咳嗽去人參固澁則地榆苦酒煎二七血崩而心腹痛甚者名殺血心痛乃瘀滯不散也失笑散

七五先定其痛乃隨証治之

帶下 附白淫

多由濕熱所化如帶而下又帶脉橫束周身諸經濕熱皆得遺於帶脉而衝任督三脉同起胞中絡廷孔帶脉所受濕熱由之下注胞中廷孔廷孔卽溺孔之端也故曰帶下色黃者脾經之濕熱脾爲熱傷不能運化津液則濕盛熱蒸之而成稠濁之形也色白者肺經之濕熱肺爲熱壅不能通調水道下輸旁光停爲痰飲而下古謂白痢爲熱傷氣分卽此義也子和謂白赤血所化如瘡始爲血次化爲膿赤通色赤者熱傷血分也此與經漏無異而區別爲赤帶

者，一以經漏不過淋瀝點滴而來，此則成條如帶，又此常，赤白相兼，不但血分熱，而且兼濕，如痢之赤白，每相雜也，色青者肝經鬱熱，而傷脾動濕也，色黑者腎熱，則水液渾濁也，凡此皆以熱濕為言者也，然亦有寒濕者，或先熱而後轉寒，或初便是寒，由五臟氣寒，不運行津液停為痰飲，不攝而下也，其辨別之法，則色鮮明，氣臭穢，形稠粘者為熱，色黯淡，氣腥穢，形清稀者為寒也，至若內癰潰出血膿及白濁，白濁有從尿竅出者，尿竅必不利，其色如米泔，此旁光病也，與帶下之尿利者不同，有從精竅出者，尿竅通利，膠粘如眵，乃胞中白淫病也，然所出不若帶下之多，亦異，詳醫碥赤白濁，皆與帶下病証不同，須細辨之。濕熱盛者導水丸二七微者淸白散二七赤加地榆荆芥黃芩、濕盛加二朮、寒濕盛者萬安丸、二七微者色黃宜四物湯、六七加炮薑肉桂、六君子湯、三七歸脾湯、一七色靑黑宜八味地黃丸、三七色白宜補中益氣湯、二七凡帶下久而滑者於藥中加龍骨牡蠣石脂等以濇之、更加升麻柴胡以升舉之、附白濁白淫方、白淫固精丸、三七白濁威喜丸、三七

瘕癥痃癖疝痞血瘀血蠱

瘕癥即積聚也、男子爲積、女人名癥、男子爲聚、女人名瘕、臍兩旁有筋突起、大者如臂、小者如指、曰痃癖、小腹高起、牽連腰脇疼痛、曰疝、痞者、痞悶不通、氣之壅塞也、

瘀者血瘀腹中未成堅塊也久則結塊而成血蠱矣凡此多由經產風冷外襲生冷內傷邪正相搏氣血結滯於腹中察其形狀時見時散者無形之氣也常見不散者有形之痰食血也痰食積滯者烏藥散四七加去痰消食之品血結者血竭散四七氣滯者大七氣湯四七通用開鬱正元散四七　痃癖葱白散四七　痂當歸散四七　血瘀未成形者面色痿黃腹脹痛而熱晡熱尿利矢黑　若產後惡露不行失笑散五七經閉不通玉燭散六七久成血蠱腹大面黃有蟠爪紋路　桃奴散五七

餘詳醫編

胎前

經水不行，未審是胎是病，用當歸川芎各三錢爲末，艾湯調下，覺腹內頻動是胎，動已無損，五月以上者，驗其乳頭乳根必黑，乳房亦升發，且有乳汁捻之則出也，

巢氏有分經養胎之說，謂一月名胚胎，足厥陰脉養之，二月名始膏，足少陽脉養之，（二脉屬木，氣始春也）三月名始胎，手心主脉養之，四月始受木精以成血脉，手少陽脉養之，（二脉屬火，木生火也）五月始受火精以成氣，足太陰脉養之，六月始受金精以成筋，足陽明脉養之，（二脉屬土）七月始受水精以成骨，手太陰脉養之，八月始受土精以成膚革，手陽明脉養之，（二脉屬金）九月始受石精以成毛髮，足少陰脉

養之、十月臟腑關節、人神俱備、足太陽脉養之、二脉屬水此說最不經、不可泥也、

胎前用藥、大槩以清熱養血為主、恐傷陰血也、故汗下利小便均禁、丹溪謂理脾則氣血易生、疏氣則氣血調和、　母病致胎動者、但治其母、胎病致母病者、但安胎、瘦人多火、勿傷其陰、肥人多濕、勿動其痰、白朮健脾消痰、氣壅者、可改用他品　條芩清熱養陰、故為安胎要藥、隨証加減配用、胎不安穩、更佐以杜仲續斷阿膠艾葉、氣盛胎高則加紫蘇大腹皮枳殼砂仁、凡服藥恐有傷胎者、先用罩胎飲護之、方用嫩荷葉卷而未開者、陰乾為末、開水

調服三錢，乃用別藥無礙，

惡阻 孕月餘時嘔惡者，氣血因胞結于下，下不通而上于也，無別証而不甚者勿藥，甚則隨証治之，因痰者必見痰証，吐痰心煩頭目眩暈，加味六君子湯，七五 熱者煩悶喜飲凉水，加味溫胆湯，七五

胞阻 腹痛在腰腹間者是屬胎氣滯而作痛也，胞蒂繫腰，防墮，膠艾四物湯，七六 加杜仲葱白大豆淋酒煎，因外感則加獨活羌活，因內熱便閉，用蜜芒硝煎服，若上在心下者，多屬食滯，平胃散，七六 加草果枳殼神曲，便秘宜下者，加大黃，然必倍甘草，使不傷胎，在小腹下者，多因

胞血受寒，或停尿作痛也。胞血受寒者，加味芎歸飲。七六尿畜者，導赤散。七六或五苓散。四五

子腫 頭面徧身浮腫，小水短者，水腫也。名子腫。小水長者氣脹也。名子氣。脹滿而喘，在六七个月間者，名子滿。但兩腳腫，皮膚薄而亮者，水腫之在下者也。但兩腳腫而皮膚厚者，氣腫之在下者也。氣亦能化水，然水畢竟少。水太盛兒未成形，恐防浸漬胎壞，須早治之。茯苓導水湯。七十〇氣脹者加枳殼，腳腿腫者加防已，喘者加苦葶藶。

子煩 時時煩心，由胎中鬱熱上乘也。知母飲。七六熱甚加犀角，氣虛加人參，渴加石膏。

子懸 胸膈脹滿，曰子懸，更加喘甚者，曰胎上逼心，俱宜

紫蘇飲七七虛加人參

子癇 忽然顛仆抽搐不省人事須臾自醒仍如好人也此乃肝心二經風熱痰迷所致羚羊角散七七抽搐甚者鈎藤湯七七若口眼歪斜半身不遂於中風門求之

子嗽 因痰者二陳湯七七加枳殼桔梗感冒風寒者桔梗湯七七久嗽屬陰虛麥味地黃湯七七

子淋 五淋散七八加生地澤瀉車前滑石木通清熱利水

子瘖 孕婦聲音細啞不响也非絕然無語 由胎盛阻遏少陰之脉不能上至舌本故也產後音自出不必治

轉胞 四物湯六七加升麻人參白朮陳皮煎服服後以指

探吐，如是者三四次，餘照醫碥小便不通門治之

激經 即胎漏，孕後復行經也。此血有餘，無他証者，不必治。若熱激者，阿膠湯七十八清之。若所下如豆汁或黃汁甚多者，恐胎枯槁而墮，宜黃耆湯七八或銀苧酒七八。又有尿血証，血出尿孔，乃旁光血熱也，四物湯六七加血餘、白茅根以凉之。此與胎漏血出人門者不同。

臟燥 孕婦無故悲傷者是也，甘麥大棗湯七八，詳醫碥悲門。

胎不安欲墮 跌撲傷胎者，芎歸湯七六調益母丸七九。暴怒傷肝，房勞傷腎，致胎動欲墮者，逍遙散七十、六味地黃湯

七九母病虛弱欲墮者，十聖散七九胎傷腹痛血下者，佛手散七六加阿膠蘄艾杜仲續斷白朮條芩，血不下者，聖愈湯七六加杜仲續斷砂仁，血瘀不出者，加紅花桃仁生蒲黃五靈脂等。

墮胎　孕三月未成形者爲墮胎，五七月已成形者爲小產，悉如正產調理，若墮後血下不止，面黃唇白者，脫血也，急宜獨參湯，以峻補其氣，使無形生出有形來，且使氣不隨血脫，而後可以措手也，若惡血瘀滯不行，腹脇脹痛者，回生丹七九益母丸七九酌其緩急虛實用之，有常慣墮胎者，每如期而墮，謂之胎滑，此房勞太過，慾火煎熬所致六味九九七酌用加味可也。

子死腹中　凡孕婦凶危之証欲知子母存亡但看孕婦面赤舌青腹冷如冰口出穢氣者其子必死若面青舌赤者其母必亡面舌俱青口角兩邊流涎沫者母子俱不能保審知其子已死急下之勿使穢氣惡血上冲心胸緩下用佛手散六七峻下用平胃散六七加芒硝看產母之虛實酌用再察其証之寒熱爲加味可也

子啼　兒在胎中有啼聲或如鐘鳴也空房中鼠穴土同川黃連煎湯飲之自止

胎兼瘕癥　但攻其大半即止詳醫碥積聚

胎不長　孕五六個月而胎不長，由雌母虛弱也。八珍湯八十六君子湯七三之類補之。

鬼胎　因其人思想不遂，情志相感，自身氣血鬱結而成，如腸覃石瘕之類。二者詳醫碥積聚。腸覃宜香稜丸八十，石瘕宜吳茱萸湯六九。鬼胎依此用之。若果為鬼祟所憑，加入喻嘉言治祟方可也八一。

附夢與鬼交　尋常夢遺，見醫碥。若鬼祟所憑者，必獨笑獨悲，獨語，如有所對，歸脾湯七一，調辰砂琥珀末，服喻嘉言治祟方八一，秦承祖灸鬼法八二，並效。

臨產

月足而產，猶瓜熟則落，自然而然，何憂何慮耶。囑令寬心，勿致憂而氣結，驚而氣散。更不許收生婆妄言恐嚇，及人多語雜，令其驚恐也。

胎至八九月或十月已足，腹中痛有作有止，痛定仍如常，及痛不甚者，皆非產也。是產必痛甚，且連痛不已，併腰亦痛（腎繫於腰，胎繫於腎也）。然兒生自有其時，必兒頭已正，頂產門，胞破水下，穀道挺迸，目中火爆，捻其中指本節跳動，乃爲產時。產母於此際努力一送，兒卽出矣。若先期用力，恐兒未轉身，妄行努逼，則有倒出（足先出也）、橫生（手先出也）、側產（兒頭雖頂產門，尚偏側不正，止見額角也）之禍。卽幸免此，亦預費氣力，臨產時反無力推送矣然不特用力不可早即臨盆亦不可早恐久坐久立亦消乏精神氣力故達生編（此書最精當熟讀之）謂只宜忍痛正身仰臥以俟其時也（或臥或行或坐總不拘但以適意爲主意適則血脉調和流動而不凝滯兒亦易於轉身）如是則何難產之有然亦有難產者或初產之人或虛弱之婦或不知此而犯前項之忌皆致難產詳後法

難產

交骨不開　有因氣血不足者有初次生產者均宜開骨散（八二）通其陰氣（弱者加人參）

氣血凝滯　有胎前喜安逸不耐勞碌貪眠嗜臥以致凝

滯者、有平素血液乾枯、或胞漿早破、產道乾澀者、滑胎煎、八及猪油麻油蜂蜜葱白葵子牛乳滑石當歸榆白皮之類、若是氣虛力乏者、獨參湯、　若嚴寒凝滯者、紫蘇生薑煎湯薰洗、腹及下體煖即產、

橫生側生倒生、並令安心仰臥、一則易于施治、一則紓產母並胎兒之困、若久於坐立、則倒懸之兒殆矣、橫倒生者、推兒手足令入、不應、則以針刺兒手足、用鹽擦之、兒痛即縮上轉身矣、側生者、看其頭偏拄何處、隨勢推正之、

絆肩、兒頭雖正頂產門、因轉身時、臍帶絆肩、故不得下、亦令產母仰臥、以指撥開肩上臍帶即出

坐碍產母疲倦久坐抵其產路而然用長手巾一條拴繫高處令手攀之輕輕屈足伸舒以開產路即下

盤腸兒未出母腸先拖出也恒有之勿慌俟兒出後腸仍不收研爛萆麻仁四十九粒塗其頂心收即去之內服補中益氣湯七二或八珍八十十全大補等湯八二加升麻其腸自收捷法醋水各半出產母不意噀其面背一驚即收一法煮滾醋放盆內將腸放篩箕上就薰之即收

胎衣不下產後氣力困乏不能送出別無脹痛者獨參湯及八珍湯八十等外以萆麻仁一兩搗爛貼右足心衣下速洗去緩則腸亦出若久久不出則血入胞中胞大

難出矣蓋臍帶連胞兒出則帶必墜胞胞形如仰盂盛聚血水胞即脹大故難出也或以手指頂其胞底傾翻其血或以指摸胞上口扳開一角傾瀉其血或以本婦頭髮攪其喉使其嘔惡則氣升胞舉底翻向上其血亦傾即拚頂意並效　若血浸淫已久滲入胞中縱傾翻其餘血而血已滲透胞衣必厚此非破血不可速用奪命散八二或失笑散七五散之免致脹痛上攻若爲風冷所干致血凝瘀者治同

產門不閉　初產傷重者濃煎甘草湯洗之由氣血不足者十全大補湯八二

子宮脫出又名子腸不收補中益氣湯、七二加醋炒芍藥餘同盤腸法、或灸頂心百會穴數壯或以荊芥藿香椿根白皮煎湯薰洗神效或蛇床子五兩、烏梅十四個煎湯洗之、日五六次

產後

血暈產後眩暈昏迷有因惡血停瘀上攻而然者、必非驟見面唇必紅赤佛手散七六有因人本虛弱產時去血過多、血脫氣亦隨脫而然者、面唇必色白、產畢即見清魂散八二或獨參湯、頻灌之、並宜頻燒乾漆及燒鐵釘淬醋不時薰之、

腹痛若惡露即惡血也血何名惡以應出不出即留滯爲患故曰惡也不盡下留瘀作痛者必痛而脹手按必拒或併小腹硬實脹痛或自下上冲心胸也近上者失笑散七五近下者回生丹八十奪命散八二若因風寒乘虛入於胞中滯血爲痛者香桂散八三腹中有塊者延胡索散八三不散必成血瘕若因傷食而痛者必見惡食噯腐等證異功散七三加山查麥芽神曲若因怒氣肝鬱痛連兩脇者四物湯六七加木香柴胡此皆實證若痛而不脹喜揉按熱熨或得食稍緩者皆屬虛痛也血虛者當歸建中湯六八氣虛者四君子湯七三加當歸炮薑脾氣虛者宜之胃關煎八三〇胃氣虛寒者宜之

小腹痛 血塊未淨者、名兒枕痛、摸之有塊、按之亦拒手、延胡索散八三凡小腹痛、須辨小便利不利、利者為血瘀、不利者為水蓄、水蓄者五苓散七六若寒氣凝滯、不治則成寒疝、吳茱萸湯六九

脇痛 左、多屬肝血瘀、延胡索散八三右多屬肝氣滯、四君子湯七三加青皮柴胡、若去血過多而痛者、八珍湯八十加肉桂、

心胃痛 四支厥逆、爪甲青白者風冷入內、氣血凝滯也大巖蜜湯八三中脘痛惡食嘔吐者、食滯也、二陳湯七七加木香砂仁神曲麥芽等、若便結尿濇、渴欲飲冷者、實熱

也玉燭散六七

腰痛下注兩股皆痛者產時風冷內侵血滯三陰經也佛手散六七加獨活肉桂續斷牛膝防風桑寄生若因去血過多三陰虧損者六味地黃湯九七加桂附續斷杜仲

徧身痛去血過多者八珍湯十八等風寒外客者加羌活防風等表藥若面唇紫赤者必血瘀也四物湯七六加秦艽桃仁沒藥紅花

頭痛若面色黃白無表裏証者乃產後去血過多也詳四診問頭身八珍湯十八加蔓荆子若先見腹痛者瘀血以漸上攻也芎歸湯六七

惡露不絕 或由停瘀零星漸下或瘀已盡去而衝任虛損不能收攝也瘀者必黯濁臭穢佛手散六七不攝者必是新鮮之血十全大補湯二八加阿膠續斷

筋攣 筋脉拘攣疼痛俗名雞爪風產後血虧不能榮筋也八珍湯十八加黃芪阿膠桂枝兼感外風者四物湯七六加柴胡木瓜桂枝鈎藤

氣喘 因血脫而孤陽上越者危獨參湯加固歛之藥因瘀血上攻者面必紫赤奪命散二八虛者人參一兩蘇木二兩煎湯冲散服

浮腫 敗血流入經絡化水而浮腫者徧身青腫皮如熟

李病在血分也小調中湯八三調小調經散七十若心胸脹滿膚脹皮厚小水尚利者病在氣分也枳朮湯八三若皮薄而亮小便不利臥則喘咳者此爲水腫茯苓導水湯七十

發熱去血過多陰虛發熱者若汗喘則陽欲亡急用當歸補血湯六七若產時傷力勞倦發熱者補中益氣湯七二八珍湯八十脾虛傷食發熱者異功散七三加消導之品若瘀血發熱必兼腹痛生化湯八四諸去瘀藥酌用

寒熱惡寒發熱者外感也一面惡寒一面發熱非有先後也四物湯六七加柴胡葱白諸表藥可酌用先寒後熱或先熱後寒往來作止

有定期者瘧也多是血瘀與食滯生化湯四八加柴胡鱉甲山查神曲若無定期者乃血氣虛損榮衛不調陰陽相爲勝復也惟有大補氣血而已

汗　大汗不止及頭汗如雨小便全無此爲亡陽血脫氣隨脫也非大劑參附不能回陽若頭微汗身無汗小便利屎黑者瘀血逼熱上攻也去瘀自已小便不利而喘咳者水氣也利水自已若非瘀血水濕則爲陽脫之象矣

痙　頭搖喘促汗出不止兩手撮空者必死餘詳醫碥

抽搐　八珍湯十八加丹皮生地鈎藤鈎若搐而無力戴眼

大汗不止者死餘詳醫碥

不語有氣血兩虛神識昏冒者八珍湯八十加鈎藤菖蒲遠志有瘀血冲心者七珍散八四有痰熱乘心者二陳湯七七加膽星黃連有亡血筋急舌不能運者四物湯六七

衄血便血血崩瘀血不下火逼上行為衄黑色見於口鼻者難治用人參澤蘭葉湯八四多冲童便服之若逼從大便出芩連四物湯六七芩連俱酒炒黑用欲止之者更加地榆荆芥穗微炒升麻棕櫚皮阿膠脾虛不攝者歸脾湯七二中氣下陷者補中益氣湯七二若血崩者當峻補之十全大補湯八二加阿膠升麻續斷棗仁山茱萸薑炭若因暴怒傷

肝、血妄行者、逍遥散加黑栀生地白茅根、因停瘀者、必多小腹脹痛、佛手散或失笑散

譫狂見鬼敗血冲心者、小調經散七十、血虛神不守舍者、妙香散八四、當歸熟地煎湯調服神效

渴氣虛津乏之者、生脉散八四、血虛者、四物湯六七加花粉麥冬、、甚者竹葉歸耆湯八四

咳嗽外感風寒、者旋覆花湯八五、陰虛火炎者、六味地黃湯七九加麥冬五味、瘀血上冲者、佛手散七六加桃仁杏仁紅花川貝母延胡索、

痢熱者清之、槐連四物湯八五、冷熱不和者、芍藥湯八五、墜者倍檳榔、痛加生大黃、日久虛寒、滑脫者、眞人養臟湯、

八五氣血大虛者十全大補湯八二若敗血滲入大腸作痢者四物湯六七加阿膠地榆血餘烏鯽魚骨餘詳醫編

瘧已見上寒熱條及醫編

大便秘結血枯腸燥但用導法可也

小便淋閉瘀血挾熱流滲尿胞中者四物湯六七加蒲黃瞿麥桃仁牛膝滑石甘草稍木通木香

小便不禁穩婆不慎傷其尿胞者黃耆當歸散八五補之引用猪草胞同煎

血敗成癰產後敗血不行榮氣不從也從順逆於肉理結成癰疽者生化湯八三加連翹金銀花甘草節乳香没藥

不可用寒藥一恐冰血一恐寒中難潰難歛

產後治法總論 丹溪謂氣血兩虛惟宜大補雖有他証以末治之而張子和則云產後多瘀血証愼不可作虛治二說各成其是不可偏執何則生產乃天地自然之理兒出血隨亦屬自然壯健之婦產後安然如故豈可概稱爲虛又其人臟腑素熱者產後豈必遽寒子和磚出窑仍熱之說深爲得理可概用溫補之藥乎今人惟從丹溪寒凉攻逐聞而吐舌覽子和儒門事親諸案咸疑而不信一味溫補令熱愈錮血愈瘀漸致腫脹喘咳二便淋秘骨蒸潮熱而死者多矣已上各條証治係從

金鑑錄出於攻伐清涼一門尚多未備學者博覽羣書取衷焉可也按子和每以四物湯六七與涼膈散十二對服又用玉燭散六七導水九七二禹功散八七調胃承氣湯四九等以清之瀉之三聖散八七等以吐之又常飲以冰水無不應手取效當細察之

乳証

乳不行 乳與血本一物在上爲乳在下爲月經化生於脾水穀之精氣所醞釀而成者也故乳之味甘宣布於肺故乳之色白及其變爲血則心火之所成也故色紅歸藏於腎故味鹹一而二二而一者也故經行則無乳

乳行則無經亦有並行者則血之旺者也蔭於胎則經乳俱不行然則產後乳少者其爲血虛可知矣四物湯六七加花粉王不留行通草穿山甲猪蹄熬湯煎服脾虛食少者四君子湯七二並用葱白煎湯時時淋洗乳房以通其氣血少必滯故也若因血瘀而不行者兩乳必脹痛湧泉散八五

乳湧壯旺者不用治虛者十全大補湯二八倍參耆氣虛不攝也過猶不及之義

無兒食乳欲其消麥芽炒熟煎湯時時飲之兒食少而乳過多者免懷散八六廻之

乳癰乳房忽然紅腫堅硬疼痛增寒壯熱者乳不通而

欲成癰也，乃足陽明〔乳房屬之〕厥陰〔乳頭屬之〕二經風熱壅盛，由多鬱怒厚味致之。初起宜消毒飲〔八六〕，若寒熱係由外感者，加荆芥防風羌活獨活，服後不消，其膿已成者，加皂角刺穿山甲以穿發之；若潰後氣血虛者，人參養榮湯〔八六〕。膿清不斂者，大劑參耆桂附。乳癰有因其兒口氣焮熱，口含乳頭睡著，熱氣吹入乳中，以致乳管不通，因而結核，名曰吹乳。於初起時，忍痛頻揉，令人吮去滯乳，亦可消，否則成癰，立效散〔八六〕。膿成者潰，未成者消，外用南星半夏殭蠶白芷皂角刺草烏爲末，葱汁合蜜調敷。大約青皮疏肝滯，石膏清胃熱，甘草節行污濁之血，瓜蔞實消腫導

毒再加没藥橘葉皁角刺金銀花蒲公英當歸以少酒佐之此治實之法也若因虛寒而氣血凝滯者証必不暴則爲乳巖之類詳下條

乳巖　乳根結成隱核如圍棋子大不痛不癢肉色不變其人或內熱夜熱數年後方從內潰出嵌空玲瓏洞竅深陷有如山巖故名由其人中氣虛寒或抑鬱不舒致氣血凝滯宜早服十六味流氣飲六八或逍遥散十七外以木香生地搗餅敷上熱器熨之鹿角膠一味消巖聖藥隔蒜灸亦佳不時以青皮甘草爲末煎濃薑湯調服亦可宜戒七情厚味便可消散若潰後惟宜培補十全大

補湯八二八珍湯八十歸脾湯七一人參養榮湯六八酌用

妬乳 乳頭生瘡也以鹿角甘草爲末雞子黃調銅杓內炙敷之內服連翹散八六

乳懸 兩乳細長下垂過腹也由瘀血上攻使然濃煎芎歸湯七六不時飲之以其餘滓薰嗅則瘀散乳卽上升不效更以蓖麻仁搗貼頂心收卽去之

前陰諸証

陰腫 肝心二經火盛濕熱下流也龍膽瀉肝湯八六若氣虛下陷重墜者補中益氣湯七二外用蘄艾防風大戟熬湯薰洗更以枳實陳皮各等分爲末炒熱騰之騰謂煎熬滾以其

氣蒸騰則腫痛自消

之也

【陰中痛】肝脾鬱滯濕熱下流所致有痛極手足不能舒伸者內服逍遙散七十加丹皮梔子外以四物湯料六七合乳香搗餅納陰中即愈

【陰癢】濕熱生虫也加味逍遙散七十加槐實白斂或龍膽瀉肝湯八六外用蒜湯洗再以桃仁研成膏合雄黃末用雞肝切片蘸藥納戶中俟虫鑽食其肝取出即愈

【陰挺】陰中內突出狀如菌如雞冠也或因濕熱下注或因氣虛下陷或因胞絡傷損不能內繫或因分娩翻出即癲疝之類也屬熱者必腫痛小便赤數龍膽瀉肝湯八六屬

虛者反是，且必重墜，補中益氣湯七二加青皮、梔子，外用蛇床子、烏梅煎水洗，更以猪油調藜蘆末敷之，必愈。若突出甚長，至數寸一尺者，名陰痔，即俗所稱茄子病也。流黃水者易治，濕熱易去也。流白水者難治，無熱屬虛，故難治也。烏頭燒存性，釀醋熬熏，內服逍遙散七十，補中益氣湯七二，歸脾湯七二，酌其虛實用之。

陰瘡亦肝脾鬱火，濕熱下流，久而生虫，虫蝕成瘡，膿水淋漓，時痛時癢，常覺虫行，小腹脹悶，尿赤頻數也。腫痛者，四物湯六七加柴胡、梔子、龍膽草。潰爛出水者，加味逍遙散七十。重墜者，補中益氣湯七二。

陰冷艱於受孕宜八味地黃丸二七外以遠志乾薑蛇床子吳茱萸各等分爲末棉裹納陰中日二易

陰吹陰中時時出氣有聲也由胃中穀食盛故分泄於前陰用婦人髮一團洗淨豬膏煎化服之導病從小便出此金匱方若氣虛下陷者四君子湯三十加升柴提之

交接出血由陰絡傷損血本不固交接則肝火動而疏泄也歸脾湯一七加伏龍肝煎服或以桂心釜底黑二味爲末酒沖服方寸匕自愈有熱者前湯加膽草黃芩柴胡梔子

種子論

此書不載種子方法何也曰種子方法只寡欲多男一句可了其餘慎起居節飲食調性情適寒溫自是養身常道固不單爲種子言也夫藥以治病無病何用藥設有病則寒熱虛實証亦紛然莫紀古今醫方尚不可盡而欲以印板數方治之且種之不亦挂一漏萬乎且種子諸方例用温補而張子和謂吐汗下三法行則天下無不孕之婦然則何方不可種子而拘守一途也不載之載其載畢矣

張子和云婦人無病而無子經血如常或不調者乃陰不升陽不降卽心火腎水不交也有所滯碍也可用獨聖散八七吐

痰二三升，火熱必生痰，後用禹功散八七或無憂散八七瀉三五行，或十餘行，以去腸胃之積，次吃葱醋白粥三五日，胃氣通暢，可服玉燭散六七，助以桂苓白朮丸散八七，降心火益腎水，水火相濟，不數月必有孕也。一婦夢與鬼交，及見神堂陰府舟楫橋梁，如此十五六年不孕，灸穴萬千，黃瘦發熱引飲中滿足腫，飲多小便不利也此陽火盛於上，陰火盛於下，鬼神者，陰之靈，神堂者，陰之府，舟楫橋梁者，水之用，火盛則魂動而多夢，其火本腎經相火，腎爲陰故夢鬼神，腎屬水，故夢舟梁也，上焦陽火，乃艾灸所生，後起者耳，兩手寸脉皆沉伏，知胸中有痰也，痰在內故沉伏凡三涌三濕三汗，不旬日而無夢，一月而有孕。又一卒妻心下有冷積如覆杯，按之有水聲，卒慮無子，欲出之，以三聖散八七吐涎一斗，次服白朮調中湯，八八五苓散七六後服四物湯六七和之，不再月而孕，故曰用吾三法，無不子之婦，又云，病久否閉，忽得涌泄，氣血沖和，又云中脘和暢，心腎交媾，陽事必舉，　子和此義精矣，錄之以開拓學者心胸，　喻嘉言云，經云，陰平陽秘，可見陽之秘密不泄，由於陰之和平，蓋陽根於陰，培陰所以培陽之基也，水足則火不易動腎之閉藏有權，則肝不得而輕泄也　今人以熱藥劫陰，托名臍帶胎髮實用煉過硫黃在內服之，陽雖堅壯，未幾燥病百出，有傷腦而精流不止者，蓋腦為髓海，腦熱而通身之髓盡奔也有腦熱蒸涕、黃濁透入板壁、刻削不除、熱極生風、竟至不起者、有病消渴、醫令服六味地黃湯、千劑始愈者、又有用麝香硫黃附子等熱藥、加艾火蒸臍者、以是種子、有速斃耳、又云一友繼室身體肥盛、經候亦調、從未孕育、蓋體肥者、血雖旺而氣不流也、地體厚重、得大氣以運之、則生機不息、若重陰沍寒之區、天日之光不顯、則物生實罕、昔湖陽公主、體肥難產、醫爲製枳殼厚朴等耗氣之藥、名曰瘦胎飲、服數十劑、而臨產順利、蓋肥滿之軀、胎處其中、全無空隙、以故傷胎之藥、止能耗其外之氣血、而不能傷其內之胎元、此用藥之妙也、今倣其意而製方，不用補氣之藥，而用耗氣之藥〔耗氣猶云行氣耳〕以助其流動，豈杜撰乎，又金鑑云，婦人肥盛多不孕，以脂膜塞閉子宮也，以滌痰湯〔八八〕送滌痰丸〔八八〕此皆至論，醫者所當知，

婦科輯要終

嬰科輯要

諸方

一捻金

大黄生　黑丑　白丑　人參　檳榔各等分

右爲細末每少許蜜水調服

勻氣散

陳皮　桔梗各一錢　炮薑　砂仁　炙甘草各五分

木香三分

右共爲細末每服五分紅棗煎湯調服

理中湯

人参 白朮土炒 乾薑 甘草炙 引用紅棗肉

水煎服

生地黃湯

生地黃 赤芍藥 川芎 當歸 天花粉

甘草生 水煎服

眞金散

黃連生 黃柏生 當歸 赤芍藥各一錢 杏仁去皮尖五分炒

右剉散乳汁浸一宿晒乾爲極細末用生地黃汁調一字頻頻點眼即愈

香蘇飲

藿香　蘇葉　厚朴薑炒　陳皮　枳殼麵炒

茯苓　木香煨　炙草　引用生薑水煎服

二陳湯

半夏薑製　陳皮　茯苓　甘草

引用生薑水煎服

導赤散

生地　木通　甘草稍　引用燈草竹葉水煎

服

八正散

扁畜　瞿麥　滑石飛　木通　赤茯　車
前子　生大黃　山梔子生　引用燈心水煎服

豆豉膏

淡豆豉一勺　田螺十九個　葱一大束
右搗爛用巴蕉汁調貼臍上

木通散

車前子　扁蓄　瞿麥　木通　赤茯
山梔　滑石　黃芩　生甘草　大黃
引用燈心水煎服或入薄荷同煎

紫霜丸

代赭石一兩火煅醋浸三五次研　赤石脂一兩　杏仁六十粒去皮尖

巴豆三十粒去油膜　爲末飯糊丸如麻子大日服三丸白水下

黑白散

黑牽牛半生半炒　白牽牛半生半炒　大黃生　檳榔

陳皮各五錢　生甘草三錢　元明粉一兩

右除檳榔不過火餘五味或晒或焙乃合檳榔爲末同元明粉入乳鉢內研細每服五分至六七分温蜜湯調化

蘇合香丸

蘇合香油五錢入安息香內 安息香一兩另爲末用無灰酒半斤熬膏 丁香 青木香 白檀香 沉香 蓽茇 香附子 訶子煨取肉 烏犀鎊 硃砂各一兩水飛 薰陸香 片腦各五錢研 麝香七錢半

右爲細末入安息香膏煉蜜和劑圓如芡實大空心用沸湯化下酒下亦可

生地黃湯

生地黃 赤芍藥 川芎 當歸 天花粉

赤茯苓 澤瀉 猪苓 甘草生 茵陳蒿

引用燈心水煎食前服

犀角散

犀角鎊　茵蔯蒿　括蔞根　升麻　甘草生
龍膽草　生地　寒水石煅　水煎不拘時服

清熱解毒湯

生地　黃連　金銀花　薄荷葉　連翹去心
赤芍　木通　甘草生　引用燈心水煎服

蔣氏化毒丹

犀角　黃連　桔梗　元參　薄荷葉
甘草生　大黃生各一兩　青黛五錢　爲細末鍊白蜜爲丸重
六分每服一九燈心湯化下

換肌消毒散

當歸 生地黄 赤芍藥 川芎 皂刺

土茯苓 金銀花 連翹去心 甘草生 白芷

苦參 白蘚皮 防風 引用燈心水煎服

清涼膏

石灰四兩未經水濕成塊者用水泡之没指半許露一宿面上有浮起如雲片者輕輕取之微帶清水視其多寡對小磨香油亦如之以順攪成膏爲度用雞翎搽之自愈

太乙紫金錠

雄黄三錢鮮紅大塊者 硃砂三錢 麝香三錢 川五倍子二兩

紅芽大戟杭州紫大戟爲上去蘆根洗凈焙乾一兩五錢　山慈菇二兩洗去毛皮焙乾
千金子一兩一名續隨子仁白者去油　各爲細末候端午七夕重陽
或天月德天醫黃道等吉日於乳鉢內合乳數百轉方
入石臼內糯米濃汁調和軟硬得中搗千餘下至光潤
爲度作一錢錠陰乾

鵝黃散

黃柏　石膏各等分煆　共研爲細末撲之濕則乾撲乾
則用豬苦胆調搽

當歸飲

何首烏製　白鮮皮　白蒺藜　甘草　當歸

生地黃　白芍藥　人參　黃耆　川芎　水煎服

龍膽湯

柴胡　黃芩　生甘草　鈎藤鈎　赤芍　大黃紙裹煨　龍膽草　蜣螂去翅足　桔梗　赤茯苓

引用棗肉水煎服

秘方擦牙散

生南星二錢去皮臍　龍腦少許　右研爲極細末用指蘸令生薑汁放大牙根擦之立效如不開者將應用之藥調和稀糊含在不病人口內以筆管插入病人之鼻孔用氣將藥極力吹入其關立時卽開此法有通仙之妙不

可不知

辰砂全蝎散

辰砂五分水飛　全蝎三枚去毒　硼砂　龍腦　麝香各一分

右爲細末用乳母唾調抹口唇裏及齒上

辰砂殭蠶散

辰砂五分水飛　殭蠶一錢直的去絲嘴炒　蛇蛻皮一錢炒　麝香五分

右爲末用蜜調敷唇口

撮風散

赤脚蜈蚣半條炙　鈎藤鈎一錢五分　硃砂水飛　直殭蠶焙

蝎尾各一錢　麝香一字　右爲末每服一字竹瀝調下

清熱瀉脾散

山梔炒 石膏煆 黃連薑炒 生地 黃芩 赤苓 引用燈心水煎服

保命散

白礬燒灰 硃砂各二錢五分水飛 馬牙消五錢 水攪白鵝糞取汁調塗口角舌上

如聖散

鉛霜一錢 眞牛黃一錢 太陰元精石 硃砂各一錢五分水飛 龍腦五分 右爲極細末每用一字摻患處

一字散

硃砂水飛 硼砂各五分 龍腦 樸消各字

右為極細末用蜜調少許鵝翎蘸搽口內

清胃散

生地 丹皮 黃連 當歸 升麻

石膏煅 引用燈心水煎服

瀉心導赤湯

木通 生地 黃連 甘草生 引用燈心水

煎服

瀉黃散

藿香葉 山梔子炒 石膏煅 防風 甘草生

引用燈心水煎服

清熱飲

黄連生　生地　木通　甘草生　連翹去心

蓮子　引用淡竹葉水煎時時灌入口中

川消散

樸消五分　真紫雪二分　鹽一分　爲細末以竹葉調敷

舌上

滲臍散

枯礬　龍骨各二錢煆　麝香少許　右爲細末乾撒臍中

金黄散

川黃連二錢五分　胡粉　龍骨各一錢煅　為末敷患處

驅風散

蘇葉　防風　陳皮　厚朴薑炒　枳殼麸炒　木香煨

殭蠶炒　鈎藤鈎　生甘草　引用生薑水煎服

益脾散

白茯苓　人參　草果煨　木香煨　炙甘草　陳皮

厚朴薑炒　紫蘇子炒各等分　右為末每服一錢薑棗湯

調服

犀角消毒飲

牛蒡子炒研　生甘草　荆芥　防風　金銀花

水煎熟臨服入犀角細末調勻服

白芍藥湯

白芍一兩酒炒 澤瀉五錢 甘草生一錢二分 肉桂揀薄者刮去粗皮一錢

共研粗末每用二錢水一鍾煎四分空心頻服

二豆散

赤小豆皮不去 豆豉 天南星去皮臍 白歛各一錢

右為細末用五分芭蕉汁調敷臍四旁日二次

和氣飲

蒼朮 紫蘇 防風 赤苓 豆豉 藿香 陳皮

厚朴薑炒 炙甘草 引用生薑燈心水

調中湯

人參　茯苓　藿香　白朮土炒　甘草炙　木香煨　香附製　縮砂仁　引用煨薑水煎服

益脾鎮驚散

人參一錢五分　白朮土炒　茯苓各三錢　硃砂八分　鈎藤二錢　甘草炙五分　右為細末每服一錢燈心湯調服

養脾丸

人參　白朮土炒　當歸　川芎各三錢　青皮醋炒　木香煨　黃連薑炙　陳皮各二錢　神麯炒　山查　縮砂仁　麥芽炒各一錢

右為細末神麯糊為丸如麻子大每服二十丸陳倉米飲下

保安丸

香附醋炒　縮砂仁各一兩　白薑炮　青皮醋炒　陳皮
三稜　莪朮　炙甘草各五錢　為細末麵糊為丸量兒大小與之白湯化下

和中清熱飲

黃連薑炒　半夏薑製　陳皮　茯苓　藿香　砂仁
引用薑水煎服

温中止吐湯

白豆蔻研　茯苓　半夏薑製　生薑

水煎冲磨沉香汁服

消乳丸

香附二兩製　神麯炒　麥芽各一兩炒　陳皮八錢　縮砂仁

炒　炙草各五錢　細末滴水爲丸如粟米大量兒大小

服之薑湯化下

保和丸

南山查二兩　神麯一兩炒　茯苓　半夏各一兩薑製　連翹

去心　陳皮　萊服子各五錢炒　爲細末麵糊爲丸麥芽湯

化下

桔梗二陳湯

枳殼麩炒 桔梗 陳皮 半夏薑製 茯苓 甘草炙

引用薑水煎服

白豆蔻散

白豆蔻 砂仁 青皮醋炒 陳皮 炙甘草 香附米製

蓬莪术各等分 右為細末每服一錢紫蘇煎湯調下

熨臍法

淡豆豉 生薑各二錢切碎 葱白五莖 食鹽一兩

同炒熱置臍上熨之

蟬花散

蟬花不拘多少下半截 右研細末每服小許薄荷煎湯調下

清熱鎮驚湯

柴胡 薄荷 麥冬去心 梔子 川黃連 龍膽草

茯神 鈎藤鈎 甘草生 木通 引用燈心竹葉調

硃砂末服

安神鎮驚丸

天竺黃 茯神各五錢 膽星 棗仁炒 麥冬去心 赤

芍 當歸各三錢 薄荷葉 黃連 辰砂 牛黃 梔

子 木通 龍骨各三錢煅 青黛一錢 右為細末煉蜜丸

如菉豆大赤金箔為衣量兒大小與之淡薑湯化下

羌活散

羌活 防風 川芎 薄荷 天麻 殭蠶炒 甘草生 川連 柴胡 前胡 枳殼麩炒 桔梗

引用生羌水煎服

涼驚丸

龍膽草 防風 青黛各三錢 鈎藤鈎二錢 黃連五錢 牛黃一錢 右爲細末麵糊爲丸如粟米大量兒大小與之金器煎湯化下

涼膈散

黃芩 大黃 連翹去心 芒硝 甘草生 梔子

薄荷　引用竹葉生蜜煎服

瀉青丸

龍膽草焙　梔子　大黃煨　羌活　防風各一錢　川芎一錢五分　右為細末煉蜜為丸如桐子大竹葉薄荷湯調下

牛黃丸

黑丑　白丑各七錢五分　膽星　枳實麩炒　半夏各五錢薑製　牙皂二錢去皮弦　大黃一兩五錢　右研極細末煉白蜜為丸重五分量兒大小與之薑湯化下

清熱化痰湯

橘紅　麥冬(去心)　半夏(薑製)　赤苓　黄芩　竹茹　甘草(生)　川連　枳殼(麩炒)　桔梗　膽星　引用生薑燈心水煎服

九龍控涎散

赤脚蜈蚣(一條酒塗炙乾)　滴乳香　天竺黄(各一錢二味同研勻)　臘茶　雄黄　炙甘草(各二錢)　荆芥穗(炒)　白礬(各一錢枯)　菉豆(一百粒半生半熟)　右爲末每服五分人參薄荷湯調下

牛黄散

牛黄(一錢細研)　硃砂(一錢細研水飛)　麝香(五分)　天竺黄(二錢)　蠍梢(一錢)　鈎藤鈎(二錢)　右研勻每服一字新汲水調下

鈎藤飲

人參　全蠍去毒　羚羊角　天麻　甘草炙　鈎藤鈎

水煎服

琥珀抱龍丸

人參琥珀　茯神各五錢　山藥炒一兩　甘草炙四錢

檀香三錢　天竺黃　枳殼麩炒　枳實麩炒各五錢　辰砂三錢

膽星五錢　赤金箔二十片　右爲細末鍊蜜爲丸每丸重一錢大兒一丸小兒半丸淡薑湯化下

清心滌痰湯

竹茹　橘紅　半夏薑製　茯神　枳實麩炒　甘草生

麥冬去心 棗仁炒 人參 菖蒲 南星 川黃連
引用生薑水煎服

七厘散

全蠍酒洗少去鹹味焙三分一方用蠍梢去毒五分 珍珠 牛黃 冰片各一分一方片四厘麝六厘 膽星 炙草 白殭蠶薑汁炒各三分 硃砂三分 天麻蒸 川連炒各四分一方加琥珀竹黃各一分白附二分
共爲細末每服七厘薄荷燈心湯或金銀湯下

醒脾湯

人參 白朮土炒 茯苓 天麻 半夏薑製 橘紅 全蠍去毒 殭蠶炒 甘草炙 木香 倉米 胆南星

引用生薑水煎服

青州白丸子

生川烏五錢去皮臍 生半夏七兩 生南星三兩 生白附子二兩

右爲末盛生絹袋內用井花水擺出粉末盡再擺以粉盡爲度置磁盆內日曬夜露每早撇去舊水別用新水攪春五日夏三秋七冬十日去水曬乾研爲細末用糯米粉煎粥清丸菉豆大每服三五丸薄荷湯送下

柴芍六君子湯

人參 白朮土炒 茯苓 陳皮 半夏薑製 甘草炙

柴胡 白芍炒 鈎藤鈎 引用薑棗水煎服

木香丸

沒藥　木香煨　茴香煨　鈎藤鈎　全蠍　乳香各等分

先將乳香沒藥研勻後入諸藥末和畢取大蒜少許研細和丸如桐子大晒乾每次二丸

養藏散

當歸　沉香　木香煨　肉桂　川芎各五錢　丁香二錢

右為細末每服一錢淡薑湯調服

溫中補脾湯

人參　黃耆蜜炙　白朮土炒　乾薑　陳皮　半夏薑製

附子製　茯苓　砂仁　肉桂去粗皮研　丁香　白芍炒焦

甘草炙 引用煨薑水煎服

固眞湯

人參 白朮土炒 肉桂去粗皮 白茯苓 山藥炒 黃耆蜜炙 甘草濕紙裹煨透 附子去皮臍湯泡浸

引用薑棗水煎服

定癇丹

人參 當歸 白芍炒各三錢 茯神 棗仁各五錢炒 遠志去心 琥珀各三錢 天竺黃四錢 白朮五錢土炒 橘紅 半夏薑製 天麻各三錢 鈎藤鈎四錢 甘草炙二錢

右爲細末煉蜜丸如榛子大每服一丸淡薑湯化服

四製抱龍丸

天竺黃五錢 辰砂二錢 膽星一兩 雄黃二錢 麝香一分五厘

右爲極細末另用麻黃款冬花甘草各五錢煎湯去滓慢火熬成膏合藥末爲丸如芡實大每服一丸薄荷湯化下

大青膏

天麻三錢 白附子二錢 青黛一錢研 蠍尾一錢去毒 硃砂一錢 天竺黃二錢 麝香三分 烏梢蛇肉一錢酒浸焙乾 右同研細煉蜜和膏每服大兒五分小兒三分薄荷湯化下

鎮驚丸

茯神　麥冬各五錢去心　辰砂　遠志去心　石菖蒲　棗仁炒各三錢　牛黃一錢五分　川黃連生三錢　珍珠二錢　胆星五錢　鉤藤鉤五錢　天竺黃五錢　犀角三錢　甘草生二錢

共研細末煉蜜爲丸每丸重五分量兒與之用淡薑湯下

硃衣滾痰丸

礞石煅一兩　沉香五錢　黃芩七錢　大黃一兩　右爲細末水泛爲丸硃砂爲衣多寡量兒大小白滾水化服

妙聖丹

雄黃　蠍梢　硃沙　代赭石煅醋淬各二錢　巴豆三個去油

杏仁去皮尖炒二錢　共爲細末蒸棗肉丸如桐子大每服三五丸木香煎湯化下

化風丹

膽星二錢　羌活　獨活　天麻　防風　甘草生　荆芥穗　人參　川芎各一錢　右共爲細末煉蜜丸皂角子大每服一丸薄荷湯化開服

羌活桂枝湯

羌活　防風　麻黃　桂枝　天麻　大黃　甘草生

引用生薑水煎服

牛黃丸

膽星　全蠍去毒　蟬退各二錢五分　防風　牛黃　白附
子生　殭蠶炒　天麻各一錢五分　麝香五分　右爲細末
煮棗去核皮取肉和丸如菉豆大每服三五丸生薑湯
化下

消疳理脾湯

蕪荑　三稜　莪朮　青皮炒　陳皮　蘆薈　檳榔
史君子肉　甘草生　川黃連　胡黃連　麥芽
神麯炒　引用燈心水煎服

肥兒丸

人參二錢五分　白朮土炒五錢　茯苓三錢　黃連二錢　胡黃連

五錢 史君子肉四錢 神麴炒 麥芽炒 山查肉各三錢五分

甘草炙一錢五分 蘆薈煨二錢五分

右爲末黃米糊丸如黍米大每服二三十丸米湯化下

參苓白朮散

人參二錢 茯苓 白朮土炒 扁豆炒 薏米炒 山藥炒各五錢 陳皮三錢 縮砂 桔梗各二錢 甘草炙一錢 建蓮子去心五錢 共爲細末每服一錢老米湯調服

柴胡清肝散

銀柴胡 梔子微炒 連翹去心 胡黃連 生地黃 赤芍 龍胆草 青皮炒 甘草生 引用燈心竹葉水

煎服

蘆薈肥兒丸

五穀虫二両炒　蘆薈生　胡黃連炒　川黃連薑炒各一兩

銀柴胡炒一両二錢　扁豆炒　山藥炒各二兩　南山查二両五錢

蝦蟇四個煆　肉豆蔻七錢煨　檳榔五錢　史君子炒二兩五錢

神麯二両炒　麥芽一兩六錢炒　鶴虱八錢炒　蕪荑一兩炒

硃砂飛二錢　麝香二錢　共研為細末醋糊為丸如黍米

大每服一錢米飲下

加味逍遥散

茯苓　白朮土炒　當歸　白芍炒　柴胡　薄荷　甘

草炙 丹皮 梔子炒 引用薑棗水煎服

抑肝扶脾湯

人參 白朮土炒 黃連薑炒 柴胡酒炒 茯苓 青皮醋炒 陳皮 白芥子 龍膽草 山香 神麯炒 甘草炙 引用薑棗水煎服

珍珠散

珍珠三錢 麥冬去心五錢 天竺黃三錢 金箔二十五片 牛黃一錢 胡胡黃連三錢 生甘草二錢 羚羊角 大黃 當歸各三錢 硃砂二錢 雄黃一錢 茯神五錢 犀角三錢

右爲細末每服五分茵蔯湯調服

茯神湯

茯神　當歸　炙甘草　人參　引用龍眼肉水煎服

生地清肺飲

桑皮炒　生地黃　天冬　前胡　桔梗　蘇葉　防風　黃芩　生甘草　當歸　連翹去心　赤苓

引用生薑紅棗水煎服

甘露飲

生地黃　熟地黃　天冬　麥冬去心　枳殼麩炒　桔梗

黃芩　枇杷葉蜜炙　茵蔯蒿　石斛

引用紅棗肉水煎服

補肺散

茯苓 阿膠（蛤粉炒） 糯米 馬兜鈴 炙甘草 杏仁（炒去皮尖） 水煎服

金蟾丸

乾蝦蟇（五個煅） 胡連 黃連（各三錢） 鶴虱（二錢） 肉豆蔻（煨） 苦楝根白皮 雷丸 蘆薈（生） 蕪荑（各三錢）

右爲末麵糊爲丸菉豆大雄黃爲衣每服十五丸米湯化下

九味地黃丸

熟地 茱萸肉（各五錢） 赤茯苓 澤瀉 牡丹皮

山藥炒 當歸 川楝子 史君子各二錢肉 右爲細末
煉白蜜爲丸如芡實大用滚白水研化食前服

調元散

人參 茯苓 白朮土炒 山藥炒 川芎 當歸熟
地 茯神 黃芪炙 甘草炙 白芍炒
引用薑棗水煎服

龍膽丸

龍膽草 升麻 苦楝根皮焙 赤茯苓 防風 蘆
薈 油髮灰各二錢 青黛 黃連各三錢
右爲細末猪胆汁浸糕糊丸如麻子大薄荷湯下量兒

大小與之

龍腦丸

龍腦　麝香各五分　雄黃一錢　胡黃連三錢　牛黃一錢
硃砂一錢五分　蘆薈生三錢　乾蝦蟇灰四錢
右爲細末熊胆合丸如麻子大每服三丸薄荷湯下

吹鼻龍腦散

龍腦　麝香各少許研細末　蝸牛殼炒黃　蝦蟇灰　瓜蒂
黃連　細辛　桔梗各等分　右爲細末入磁盒內貯之
每取少許吹入鼻中日吹二次

瀉肝散

生地　當歸　赤芍　川芎　連翹去心　梔子生　龍膽草　大黃　羌活　甘草生　防風

引用燈心水煎服

清熱退翳湯

梔子微炒　胡黃連　木賊草　赤芍　生地　羚羊角　龍膽草　銀柴胡　蟬退　甘草生　菊花　蒺藜

引用燈心水煎服

羊肝散

青羊肝一具去筋膜切韭葉厚片　人參　羌活　白朮土炒　蛤粉各等分

右為細末令勻聽用將藥置荷葉上如錢厚一

層鋪肝一層包固外以新足青布包裹蒸熟任兒食之如不食者及夏月恐腐壞則晒乾爲末早晚白湯調服服完再合以好爲度若熱者減人參

清金散

生梔子　黄芩　枇杷葉蜜炙　生地　花粉　連翹去心　麥冬去心　薄荷　元參　生甘草　桔梗

引用燈心水煎服

化蟲丸

蕪潢　蘆薈生　青黛　川芎　白芷梢　胡黄連　川黄連　蝦蟇各等分　右爲細末豬胆汁浸糕爲丸如

麻子大每服二十丸食後杏仁煎湯下

鼻疳散

青黛一錢　麝香少許　熊膽五分

右為細末乾者用猪骨髓調貼濕者乾上

吹鼻蟬殼散

蟬殼微炒　青黛研　蛇蛻皮灰　滑石　麝香各等分細研

右為細末每用菉豆大吹入鼻中日三用之疳蟲盡出

消疳蕪荑湯

大黃　芒硝　蕪荑　蘆薈生　川連　胡黃連　黃芩　雄黃　水煎服服後便軟及不食者去大黃芒硝

加石膏羚羊角

牙疳散

人中白煅存性　綠礬燒紅　五棓子炒黑各等分　冰片少許

右爲極細末先用水拭淨牙齒再以此散敷之有虫者加檳榔

蘆薈丸

生蘆薈　青黛　硃砂　熊胆　胡黃連　貫衆　地龍微炒　川黃連　蟬蜕去足　雷丸各五錢　麝香一錢　蝦蟇一個酥塗炙焦　右爲細末用蝸角肉研和丸如麻子大每服五丸粥飲下量兒大小與之

金蟾散

蟾一枚酥塗炙焦　夜明沙炒　桃白皮　樗根白皮　地榆

黃柏　訶黎勒皮煨　百合　人參　大黃　白蕪荑

炒　胡粉各三錢　檳榔一錢　丁香三十七粒

右為細末每服五分粥飲調下

史君子散

史君子十個瓦上炒為末　苦楝子五個泡去核　白蕪荑　甘草

各一錢胆汁浸一宿　右為末每服一錢水煎服

下蟲丸

苦楝根皮新白者佳酒浸焙　木香　桃仁浸去皮尖　綠包貫眾

蕪荑焙　雞心檳榔各二錢　輕粉五分　鶴虱炒一錢
乾蝦蟇炒黑三錢　史君子三錢取肉煨
右爲末麵糊成丸如麻子大每服二十丸滚白水下

柴胡飲

赤芍藥　柴胡　黃連　半夏薑製　桔梗　夏枯草
龍膽草　淅貝母　黃芩　甘草生　引用燈心水煎
服

五疳消積丸

史君子肉炒五錢　麥牙炒　陳皮　神麯炒　山查各一
兩　白蕪荑　黃連　胆草各三錢

右爲末陳米飯爲丸每服一錢米飲下

人參啟脾丸

人參五錢 白朮土炒五錢 白茯苓五錢 陳皮四錢 扁豆五錢炒 山藥炒五錢 木香煨二錢 穀芽炒二錢 神麯炒三錢 炙甘草二錢

右研細末煉蜜爲丸重一錢用建蓮湯化下

集聖丸

蘆薈微炒 五靈脂炒 夜明砂淘洗焙乾 縮砂 木香 陳皮 莪朮 史君子肉 黃連 川芎酒洗炒 乾蟾炙各二錢 當歸一錢五分 青皮二錢製 右爲細末用雄猪膽

二箇取汁和麵爲丸每服一錢米飲送下

人參丸

人參 麥冬去心 半夏薑製 大黃微炒 黃耆炙 茯苓

柴胡 黃芩 炙甘草 川芎 訶黎勒煨 鼈甲炙

右爲細末煉蜜爲丸如麻子大以粥飲下量兒大小用之

清熱和中湯

白朮土炒 陳皮 厚朴薑炒 赤苓 黃連 神麯炒

穀芽炒 史君子 生甘草 澤瀉 引用燈心水煎服

御苑匀氣散

桑皮蜜炒　桔梗　赤苓　甘草生　藿香　陳皮　木通　引用薑皮燈心水煎服

香連導滯湯

青皮炒　陳皮　厚朴薑炒　川黄連薑炒　生甘草　山查　神麯炒　木香煨　檳榔　大黄

引用燈心水煎服

清熱甘露飲

生地　麥冬去心　石斛　知母生　枇杷葉蜜炙　石膏煅　甘草生　茵陳蒿　黄芩　引用燈心水煎服

五虎湯

麻黃蜜炒　杏仁炒去皮尖　甘草生　白石膏研為末　細茶

引用生薑水煎臨時用藥沖石膏服

補腎地黃丸

熟地黃一兩五錢　山萸肉一兩　懷山藥炒　茯苓各八錢

牡丹皮　澤瀉各五錢　牛膝八錢　鹿茸五錢酥炙

為末蜜丸如梧桐子大每服二錢鹽湯下

扶元散

人參　白朮土炒　茯苓　熟地黃　茯神　黃耆蜜炙

山藥炒　炙甘草　當歸　白芍　川芎　石菖蒲

引用薑棗水煎服

小續命湯

人參　麻黃　川芎　黃芩　芍藥　甘草炙　防風

官桂去皮　附子泡去皮臍　杏仁炒去皮尖　漢防己

引用薑棗水煎服

烏藥順氣散

麻黃　白芷　川芎　桔梗　枳殼炒　殭蠶炒　烏藥　炮薑　生甘草　橘紅　引用葱白水煎服

加味六君子湯

人參　白朮　炮薑　陳皮　半夏製　茯苓　炙甘

草　升麻蜜炙　柴胡醋炒　肉桂　水煎服

加味六味地黃丸

熟地黃　山萸肉各一兩　懷山藥炒　茯苓各八錢　澤瀉　牡丹皮各五錢　鹿茸三錢炙　五加皮五錢　麝香五分

共爲細末煉蜜丸如梧桐子大大兒每服二錢小兒一錢五分鹽湯送下

補中益氣湯

人參　黃耆蜜炙　當歸土炒　炙甘草　陳皮　升麻土炒　柴胡醋炒　白朮土炒　引用薑棗水煎服

苣勝丹

當歸(洗焙) 生地黃 白芍(炒各一兩) 胡粉(三錢) 苣勝子(二兩)
碾 蜜丸米大黑豆湯下十丸

菖蒲丸

人參 石菖蒲 麥門冬(去心) 遠志(去心) 川芎 當歸(酒洗) 乳香 硃砂(各一錢水飛)

右爲細末煉白蜜爲丸如黍米大食遠用米湯送下

封顖散

栢子仁 防風 天南星(各四兩)

右爲細末每用一錢以猪膽汁調勻攤在緋絹帛上看顖大小剪貼一日一換不得令乾時時以湯潤動

烏附膏

雄黃二錢 川烏 附子各五錢生 爲細末用生葱和根葉細切杵爛入前藥同煎成膏每早空心貼陷處

大連翹飲

柴胡 荊芥 連翹去心 木通 滑石水飛 梔子 蟬退去足翅 瞿麥 當歸 赤芍藥 黃芩 甘草生 防風 水煎服

防風升麻湯

麥冬去心 木通 甘草節 山梔 升麻 防風 引用淡竹葉水煎服

寬氣飲

杏仁去皮尖炒　桑白皮炒　橘紅　蘇子炒　枳殼麸炒

枇杷葉蜜炙　麥門冬去心　生甘草　苦葶藶

水煎服

百合丹

百合　天門冬　杏仁炒去皮尖　木通　桑白皮炒　甜

葶藶　石膏各五錢　大黄三錢　共爲細末煉蜜丸如菉

豆大量兒大小服之臨卧滚白水送下

松蕋丹

松花　枳殼麸炒　防風　獨活各一兩　麻黄　川大黄

生 桂心 前胡各五錢

右爲細末煉蜜丸如黍米大每服十丸粥飲送下

大防風湯

人參 白朮土炒 茯苓 甘草炙 熟地黃 當歸身

白芍藥炒 川芎 黃耆炙 羌活 防風 附子

製 杜仲 牛膝

引用薑棗水煎服

曾氏蟠龍散

乾地蟠龍一兩畧去土焙 風化朴消二錢

右剉研爲細末仍和勻朴消每以二錢至三錢肛門濕

淵者乾塗乾燥者用清油調塗先用荊芥生葱煎水候溫洗浴輕與拭乾然後敷藥

皂刺大黃湯

皂刺　川大黃生各等分

量小兒年歲大小虛實酌其多少水酒煎服

蘆薈丸

蘆薈　子青皮　白雷丸　白蕪荑　川黃連　胡黃連　鶴虱草各一兩　木香三錢　麝香一錢

共研爲細末蒸餅糊丸如麻子大每服一錢空心清米湯送下

桃仁丸

桃仁七錢半去皮尖炒微黃　白蒺藜微炒去刺　桂心　丹皮各五錢

黑牽牛一錢五分頭末

右爲細末和蜜爲丸如黍粒大每服十丸黃酒送下

烏梅散

烏梅肉　甘草半生半炙　元胡索各五錢　鈎藤鈎　乳香

没藥各二錢五分

共搗粗末每服二錢水一鍾煎七分服

匀氣散

桔梗二兩炒　陳皮一兩去白　茴香炒　縮砂仁各五錢炒　甘

草炙四錢　薑炭二錢五分　共爲細末每服五分或一錢白滚水調下

白牽牛散

白牽牛半生半熟　甘草炙　橘紅　白朮土炒　桑白皮　木通各一錢　水煎服

五苓散

白朮土炒　赤茯苓各一錢五分　猪苓　澤瀉各錢　桂心五分　水煎服

立消散

赤小豆　風化消　赤芍　枳殼　商陸各五錢俱不宜見火曬乾

共碾為末　用側栢葉煎湯俟冷調敷腫處

十味蒼蘗散

青皮醋炒　川附子炮　黄蘗　南山查肉酒炒　蒼朮米泔水浸　香附製　益智仁　元胡索醋炒　桃仁　甘草炙

引用小茴香水煎服

金鈴散

三稜　莪朮各三錢　陳皮　赤茯苓各五錢　茴香三錢　甘草生二錢　檳榔　枳殼麩炒各三錢　鈎藤鈎　青皮各四錢炒　南木香三錢　金鈴子肉一兩　右除檳榔木香不過火餘焙共為細末每服半錢至一錢無灰酒調服

川楝丸

木香 檳榔 三稜 莪朮各三錢 青皮醋炒 陳皮各四錢 川楝肉八錢 芫花五分醋炒 辣桂二錢 牽牛二錢生取仁 巴豆三粒去油 右為極細末麵糊為丸如麻子大每服三四丸薑湯送下

加味香蘇散

蒼朮米泔水浸 陳皮 川楝肉 甘草 蘇葉 香附醋炒 引用連鬚葱白水酒合煎服

加味失笑散

五靈脂 蒲黃隔紙炒 元胡索醋炒各等分

右爲細末每一二錢水酒調下

胡盧巴丸

胡盧巴炒　川楝子蒸去皮核焙各四錢　川烏去皮臍　巴戟肉各一錢五分　茴香三錢　吳茱萸半酒半醋浸一宿焙二錢五分　牽牛二錢炒

右爲細末酒麵糊爲丸如桐子大每服數丸空心溫酒下

疏風五苓散

防風　蒼朮米泔水浸　肉桂　羌活　猪苓　澤瀉　赤茯苓　白朮土炒　引用生薑水煎服

加味五苓散

金鈴子　白朮土炒　澤瀉　木通　茴香炒　赤茯苓
橘核仁　肉桂　檳榔　猪苓
引用生薑燈心水煎服

加味守效丸

南星　山査肉酒炒　蒼朮炒各二　白芷　半夏薑製　橘核仁　神麯炒各一兩　海藻　昆布各五錢　吳茱萸　青皮醋炒　元胡索醋炒　荔枝核炒各一兩　右為末神麯糊為丸如梧桐子大每服三十丸空心酒下

五福化毒丹

黑參　赤茯苓　桔梗各二兩　牙消　青黛　黃連

龍膽草各一兩　甘草生五錢　人參　硃砂各三錢　冰片五分　右研細末煉蜜爲丸如芡實大金箔爲衣每服一丸薄荷燈心煎湯化下

黃連膏

黃連三錢　當歸尾五錢　生地一兩　黃蘗三錢　薑黃三錢

香油十二兩將藥煠枯撈去渣下黃蠟四兩溶化盡用夏布將油濾淨傾入磁盌內以柳枝不時攪之候凝爲度

生肌玉紅膏

此治凡瘡已潰者先用甘草湯或豬蹄湯淋洗患處軟

絹掩净將此膏於掌中捺化搽新肉上外貼太乙膏護之每日洗換一二次　當歸二兩　白芷五錢　白蠟一兩　輕粉四錢　甘草一兩二錢　紫草二錢　瓜兒血竭四錢　麻油一觔　右將當歸白芷紫草甘草四味入油內浸三日大杓內慢火熬微枯色細絹濾清將油復入杓內煎滚入血竭化盡次下白蠟微火亦化用茶鍾四個預放水中將膏分作四處傾入鍾內候片時方下研極細輕粉各投一錢攪勻候至一日夜用之極效

消風導赤湯

生地　赤茯苓各一錢　牛蒡炒研　白鮮皮　金銀花

南薄荷葉 木通各八分 黃連酒炒 甘草生各三分

燈心五十寸水煎徐徐服

烏雲膏

松香末二兩 硫黃末一兩 研勻香油拌如糊攤南青布上少半指厚捲成條線紮之再用香油泡一日取出刮去餘油以火點着一頭下用粗碗接之布灰陸續剪去取所滴藥油浸冷水內一宿出火毒抹用

潤肌膏

香油四兩 奶酥油二兩 當歸五錢 紫草一錢

將當歸紫草入二油內浸二日文火煠焦去渣加黃蠟

五錢鎔化盡用布濾傾盆內不時用柳枝攪冷成膏每用少許日擦二次

羚羊角散

羚羊角鎊 麥冬去心 黃芩 知母 牛蒡子炒研 防風 元參各八分 甘草生二分 水二鍾淡竹葉十片煎六分食遠服

胃脾湯

白朮土炒 遠志去心 麥冬去心 沙參 茯神 陳皮各六分 五味子 甘草炙各五分 水二鍾煎六分食遠服

非痱散

冰片四分　人中白煅去臭氣存性　五棓子炒茶褐色存生各一兩

共爲細末先用米泔水漱口後搽此藥

大連翹飲

連翹去心　當歸　赤芍　防風　木通　滑石水飛　牛蒡子炒研　蟬蛻去翅足　瞿麥　石膏煅　荆芥　甘草生　柴胡　黃芩　梔子生研　車前子各五分

水二鍾燈心二十根煎八分子與乳母同服

犀角解毒飲

牛蒡子炒　犀角　荆芥穗　防風　連翹去心　金銀花　赤芍藥　生甘草　川黃連　生地黃

引用燈心水煎服

藍葉散

藍葉（五錢） 黃芩 犀角屑 川大黃（剉微炒） 柴胡 梔子（生各二錢） 升麻（一錢） 石膏（一錢） 甘草（生一錢）

右爲粗末每服一錢水一盞煎五分去渣兌竹瀝一酒盃煎三兩沸放温量兒大小用之氣怯弱者可去大黃

砭血法

口吮毒血各聚一處用細磁器擊碎取鋒芒者將筋頭劈開夾住用線縛定兩指輕撮筋梢令磁芒對聚血處再用筯一根頻擊刺出毒血砭後毒甚者以神攻散敷

之毒輕者砭後不可用恐皮膚既破草烏能作痛也如患在頭者不用砭法祇宜卧鍼倒挑患處出毒血則愈

神攻散

黃柏炒　草烏生

右各爲末等分用嗽口水調敷頻以嗽口水潤之

如意金黃散

此散治癰疽發背諸般疔腫跌撲損傷濕痰流毒大頭時腫漆瘡火丹風熱天泡肌膚赤腫乾濕脚氣婦女乳癰小兒丹毒凡一切諸般頑惡熱瘡無不應效誠瘡科之要藥也

南星 陳皮 蒼朮各二觔 黃柏 薑黃各五觔 甘草二觔 白芷五觔 上白天花粉十觔 厚朴二觔 大黃五觔

右爲極細末磁罐貯大藍葉根搗汁調敷加蜜亦可用治赤遊風及天泡火丹黃水漆瘡惡血攻注等証並效若湯潑火燒皮膚破爛者麻油調敷凡一切瘡毒紅腫未成膿者及夏月俱用茶清同蜜調敷如欲作膿者葱湯同蜜調敷漫腫無頭皮色不變濕痰流毒附骨疽鶴膝等証俱用葱酒煎調敷

涼心散

青黛 硼砂 黃柏 黃連人乳拌晒 人中白煅過各二錢

風化硝一錢 冰片二分

右為極細末吹之甚效

通關散

半夏生 皂角 細辛 薄荷各等分

共為細末用筆管吹入鼻內少許

緩肝理脾湯

廣桂枝 人參 白茯苓 白芍藥炒 白朮土炒 陳皮 山藥炒 扁豆炒研 甘草炙

引用煨薑大棗水煎服

痘疹輯要

諸方

升麻葛根湯

升麻　葛根　赤芍藥　生甘草　芫荽　水煎服

此發表邪透痘疹兩得之方也如兼外感風寒身熱無汗頭疼身痛加麻黄薄荷羌活荆芥穗白芷川芎等表邪鬱於肺經咳嗽喘急加前胡桔梗杏仁蘇葉桑白皮如大小便秘腹作痛加大黄内熱熾盛加犀角黄連荆芥防風牛蒡子小便短濇加木通滑石車前子如肝心有熱發驚搐加川黄連鈎藤鈎羚羊角荆芥防風煩渴

加石膏麥冬花粉如傷食腹皮熱者加山查麥芽枳殼下利屬熱者加黃連黃芩胸膈有痰作嘔加半夏生薑咽痛加牛蒡子苦桔梗形氣怯弱者加人參黃芪諸方加減視此爲例

歸宗湯

大黃 生地 赤芍 山查 青皮 木通 荆芥穗 牛蒡子炒 加燈心水煎服

清解散

防風 荆芥 牛蒡子炒 生甘草 升麻 葛根 桔梗 川連 黃芩 蟬蛻 紫草茸 川芎 前胡

南山查　木通　連翹去心

加生薑燈心水煎服

蘇解散

川芎　前胡　牛蒡子炒　南山查　木通　生甘草

羌活　蘇葉　升麻　葛根　桔梗　荊芥　防風

加芫荽水煎服

寬中透毒飲

葛根　桔梗　前胡　青皮　厚朴薑炒　枳殼麩炒　南

山查　麥芽炒　蟬蛻　連翹去心　牛蒡子炒研　黃連

荊芥穗　生甘草

加生薑燈心水煎服

三豆湯

黑豆　赤小豆　菉豆每日各一酒鍾水煮爛滓亦可食

保元湯

人參　黃耆蜜炙　甘草蜜炙

加生薑水煎服

清地退火湯

地骨皮一錢　紫草　乾葛各八分　柴胡一錢五分　地膚子九分　連翹六分　當歸五分　木通三分　牛蒡子炒七分　蟬蛻去足翅四個　生薑一片用

涼血攻毒飲

大黃　荆芥穗　木通　牛蒡子炒　赤芍　生地

青皮　蟬蜕　紅花　紫草　葛根　丹皮

加燈心水煎服

清熱解毒湯

荆芥穗　木通　牛蒡子炒　生地　青皮　山查

丹皮　紅花　蟬蜕　前胡　紫花地丁　川連　滑

石　加燈心水煎服

必勝湯

大黃　荆芥穗　赤芍　青皮　生地　山查　木通

牛旁子炒　桃仁　紫花地丁　蟬蜕　葛根　地
龍　紅花　加蘆根水煎服

千金內托散

人參　黃耆蜜炙　甘草蜜炙　官桂　當歸　白芍炒
川芎　白芷　南山查　厚朴薑炒　木香　防風
生薑水煎服

南金散

白殭蠶取直者炒　紫背荷葉取霜後搭水者各等分
爲末每服五分或一錢芫荽汁和黃酒少許調服

紫草飲子

紫草　蟬蛻　人參　穿山甲　枳殼麩炒　山查　木通　水煎服

保元化毒湯

人參　黃耆蜜炙　甘草炙　當歸　南山查　穿山甲炒　白芷　木香　殭蠶炒研　川芎

引加煨薑水煎服

補中益氣湯

黃耆蜜炙　白朮土炒　人參　升麻炒　柴胡炒　陳皮

甘草炙　當歸身

引用煨薑大棗水煎服

水楊湯

水楊柳叢生溪邊而細小亦有用觀音柳連枝葉剉細無葉時用枝條長流水煮六七沸先用升表或內托藥後浴之以紙撚照法見有隱隱起發之意吉再洗以起發光壯為度否則津枯不必再洗如無此物以忍冬藤代之

寬中快癍飲

青皮醋炒　陳皮　枳殼麩炒　南山查　麥芽炒　木香

黃連生　連翹去心　厚朴炒　甘草生

引用生薑燈心水煎服

理中湯

白朮土炒　人參　乾薑　炙甘草

附子理中湯

人參　附子製　甘草炙　白朮土炒　乾薑

水煎服

當歸活血湯

當歸　川芎　赤芍　生地　紅花　紫草熱而秘結者加芩連大黃

四君子湯

人參　白朮　茯苓　甘草　薑棗引

加味四君子湯

茯苓　白朮土炒　人參　陳皮　木香煨　甘草炙

黃連薑炒　黃芩　水煎服

九味神功散

人參　黃芪生　紫草茸　紅花　前胡　牛蒡子炒研

甘草生　白芍藥酒炒　生地黃

引用大棗水煎服

猪尾膏

劄小雄猪尾提起兩耳滴血十數點和梅片小許兒大者五

六釐小者三四釐調於湯劑內服或白湯和服如無片以蔴黃煎湯

調服亦可

十全大補湯

人參　茯苓　白朮炒土　甘草炙　當歸　川芎　白芍炒　熟地黃　肉桂　黃耆蜜炙　引加煨薑水煎服

人參白朮散

藿香　白朮土炒　葛根　木香煨　甘草炙　白茯苓　人參　引用生薑水煎服

九味順氣散

白朮　白芷　青皮　白茯苓　陳皮　烏藥　人參各五分　甘草二分　木香一分五厘

快癍湯

人參五分　當歸　防風　木通各一錢　甘草三分　紫草

木香　蟬蛻各二分

黄耆建中湯

人參　黄耆蜜炙　桂枝　白芍炒　甘草炙　薑棗引

人牙散

不拘大小煆存性入韭汁製大牙三次小牙一次兒小二三分大四五分多則泄氣發痒麝香二分或紅麯亦可共爲末以雞冠血調成膏好酒半盞乳半盞葱白一根煎湯調服痘外感穢氣則陷入內食穢物則凸出牙麝皆穢物也况牙乃骨之餘麝透竅自骨髓達於皮毛矣一方牙灰少加血竭爲末糯米湯下

羌活救苦湯

羌活　白芷　川芎　蔓荊子　防風　黄耆生　連翹　大力子炒　升麻　桔梗　薄荷葉　人中黄燒灰存性各等分

參歸大補湯

人參　當歸　黄耆　甘草　白芷　川芎　防風　紫草茸　木香　南山查　厚朴薑炒　桔梗　引用生薑水煎服

胭脂膏

升麻煎濃湯去滓用綿胭脂於湯内揉出紅汁胭脂紅花所成

能活血散毒 加雄黃末調勻貼患處或以木綿蘸汁熱塗之

涼血解毒湯

當歸　生地黃　紫草　丹皮　紅花　連翹去心　白芷　川黃連　甘草生　桔梗　引加燈心水煎服

通幽散

當歸尾　紅花　麻仁　熟地　桃仁　升麻　甘草　生地　水煎服能潤燥利便

猪膽導法

猪膽一枚入蜜少許調勻鵝毛管插入胆口線扎緊插入穀道内擠汁透入大便即出

活血散

歸尾　紅花　紫草　赤芍　川芎各五錢　血竭一錢

木香二錢　共爲細末五歲上者一錢十歲上者倍之酒

調服

芫荽酒

芫荽二兩切碎　黃酒四兩　同煎勿令泄氣放溫或署飲或

噴床壁

清毒活血湯

紫草茸　當歸　木通　生地黃　白芍酒炒　連翹去心

牛蒡子炒研　南山查　桔梗　黃連　黃芩　人參

黃耆生　引加燈心水煎服便秘加大黃

參歸鹿茸湯

人參　鹿茸白酒炙　歸身　甘草炙　嫩黃耆蜜炙

引加糯米水煎服

芎歸保元湯

人參　甘草炙　黃耆蜜炙　當歸酒洗　川芎

引用龍眼肉水煎服

四物湯

當歸　川芎　生地　白芍炒

加味四物湯

生地酒洗　川芎　白芍酒炒　當歸酒洗　連翹去心　紫草茸酒洗　水煎服

甘桔湯

甘草一錢　桔梗一錢　食後服

八珍湯

當歸　生地　白芍　川芎　人參　白朮　茯苓　甘草

白朮散

人參五分　白朮一錢　木香二分　茯苓　葛乾各一錢　甘草　藿香各四分

五苓散

白朮土炒 澤瀉 猪苓 茯苓 官桂 引加燈心水煎服

四苓散

白朮 澤瀉 猪苓 茯苓

快斑越婢湯

黃耆蜜炙 桂枝 防風 白芍藥炒 甘草生

引用生薑紅棗水煎服

陳氏木香散

木香 大腹皮 人參 半夏 肉桂 赤茯苓 青皮 前胡 甘草 訶子火煨去核 丁香各等分

加薑煎虛者加黃耆糯米

加減陳氏木香散

木香 半夏 人參 肉桂 甘草 訶子火煨去核 香煨 白朮 肉豆蔻麵裹煨 白茯苓

加薑煎虛者加黃耆糯米

天水散

滑石六錢 甘草一錢 共爲末白湯調服 以蜜水調塗痘亦好

益元散

滑石六錢 甘草一錢 硃砂水飛過三分

百花膏

石蜜白湯和鵝翎刷痂易落無痕

敗草散

多年屋上爛茅草擇净者爲末糁之墻上爛草亦佳以多受風露之氣故能解毒

白龍散

牛糞在雨露中多日乾而署白者火煆成灰取中間白者絹袋裹之撲瘡上蓆褥上篩些亦佳

內托散

黄耆蜜炙　人參　川芎　當歸　白芷　木香煨　桔

梗　厚朴薑炒　甘草炙　肉桂　防風

引用薑棗水煎服

獨聖散

川山甲炒珠一錢　麝香一分　共為細末用三五年以上大雄雞刺其冠取血同前末或入藥汁或酒調服

回漿飲

人參　黃耆蜜炙　白茯苓　白朮土炒　何首烏炙　白芍炒　甘草炙

引用煨薑水煎服

大連翹飲

連翹去心　防風　牛蒡子炒研　荊芥　黃芩　當歸
蟬蛻　柴胡　滑石　梔子　赤芍　車前子　木通
甘草生　引加燈心水煎服

清金導赤飲

白芍　當歸　陳皮　貝母　軟石膏　黃連　甘草
黃芩　白茯苓　杏仁　木通　枳殼　桑白皮
滑石　人參　元參　麥冬　車前子各等分
水煎服

四順清涼飲

白芍藥　當歸　甘草生　大黃生　水煎服

除濕湯

羌活　蒼朮米泔水浸炒　防風　赤苓　猪苓　澤瀉

白朮土炒　木通　薄桂

引加生薑燈心水煎服

清毒散

生地　赤芍　連翹去心　金銀花　牛蒡子炒研　木通

黃連　當歸　丹皮　甘草生　水煎服

當歸解毒湯

當歸　生地　大黃　麻仁　枳殼　紫草　連翹各等分　水煎服

荆防解毒湯

荆芥 防風 赤芍藥 生地黄 甘草生 金銀花

木通 桔梗 地骨皮 連翹去心

引加生薑水煎服

黄連解毒加味湯

黄連 黄芩 梔子 黄蘗 丹皮 生地黄 甘草

生金銀花 連翹去心 加燈心水煎服

解毒防風湯

黄芩 生地黄 甘草 連翹去心 牛蒡子炒研 荆芥

防風 金銀花 赤芍 升麻 引加生薑水煎服

人參清神湯

人參　黄耆　甘草　白茯苓　麥冬　陳皮　棗仁
黄連　當歸　白朮　棗一枚去核糯米一撮水煎

竹葉石膏湯

石羔　知母　甘草　麥冬　竹葉　人參水煎服

人參固肌湯

人參　黄耆　炙甘草　當歸　蟬蛻各一錢　加糯米
一撮

加减消毒飲

升麻　牛蒡子炒砂　山豆根　紫草　連翹去心　生地

黃　赤芍　川黃連　甘草生　引用燈心水煎服

當歸六黃湯

黃芩　黃柏　黃連　生地　熟地　當歸　黃耆生

水煎服

桂枝大黃湯

桂枝　白芍各二錢半　大黃一錢五分　甘草五分

薑引食前服

承氣湯去朴枳加芒硝甘草名調胃承氣湯

厚朴薑炒　枳實麩炒　大黃　水煎服

平胃散

蒼朮泔浸二錢　厚朴薑汁炒　陳皮去白　甘草炙各一錢

加味平胃散

此方醫宗金鑑闕擬於前方加入南山查麥芽炒神麴炒枳實炒各八分

芍藥防風湯

升麻　防風　陳皮　桔梗　川芎　白芍藥炒

導赤湯

木通　生地黃　淡竹葉　甘草梢

引用燈心水煎服

加味導赤散

生地　木通　生甘草　連翹　黄連　滑石　赤苓

麥冬去心　引用燈草水煎服

牛黄清心丸

牛黄二分五厘　辰砂一錢五分　黄連生用五錢　山梔　黄芩各三錢　鬱金二錢

共爲細末臘雪水調麵糊丸如黍米大每服七八九燈心湯下

白虎湯

石膏煆五錢　知母二錢　甘草一錢　糯米一撮

人參白虎湯

人參一錢 知母三錢 甘草一錢 石膏五錢 糯米一合

涼膈白虎湯

薄荷 連翹去心 石膏生 知母生 黃芩 甘草生

梔子 大黃 朴消 引用粳米水煎服

寧神湯

人參 生地黃 麥門冬去心 梔子仁炒 黃連酒炒

石菖蒲 當歸身 甘草炙 辰砂

引用燈心水煎服

木香大安丸

山查肉 麥芽炒 神麯炒各一兩 枳實六錢麩炒 白朮一兩

土炒

萊菔子炒四錢 連翹去心五錢 黃連薑炒三錢 木香三錢

煨

縮砂仁五錢 陳皮八錢

右為細末水泛為丸炒陳倉米湯下量兒大小用之

梔子金花湯

黃芩 黃連 黃柏 大黃 梔子 水煎服

羌活湯

龍膽草 薄荷 防風 當歸 梔子 淡竹葉 羌活 甘草生 川芎

引加生薑水煎服

葛根解毒湯

葛根　升麻　天花粉　甘草生　麥門冬去心　生地

茅根　引用燈心水煎服

人參麥冬散

人參　白朮土炒　甘草　葛根粉煨　麥冬去心　升麻

引用糯米水煎服

生脉六均湯

人參　五味子　麥門冬去心　陳皮　半夏薑製　茯苓

白朮土炒　甘草炙

引用烏梅水煎服

杏蘇飲

蘇葉　枳殼（麩炒）　桔梗　葛根　前胡　陳皮　甘草（生）　半夏（薑炒）　杏仁（去皮尖炒）　茯苓

引用生薑水煎服

二陳湯

半夏（薑製）　陳皮（去白）　茯苓　甘草

加味二陳湯

麥門冬（去心）　前胡　括蔞仁　陳皮　半夏（薑製）　茯苓

甘草（生）　枳殼（麩炒）　桔梗　杏仁（炒去皮尖）　黄芩

引用生薑水煎服

人參清膈散

人參　黃耆生　茯苓　白朮土炒　黃芩　當歸　白芍微炒　知母生　桔梗　甘草　柴胡　滑石飛　紫菀　地骨皮　桑皮炒

引用生薑水煎服

梔連二陳湯

陳皮　半夏薑製　茯苓　甘草生　梔子薑炒　川黃連薑炒

引用生薑水煎服

加味鼠粘子湯

桔梗　射干　連翹去心　荊芥　防風　山豆根　鼠粘子炒研　乾葛　水煎服

參砂和胃湯

人參　白朮土炒　藿香　茯苓　陳皮　半夏薑製　縮

砂仁　甘草炙

引用煨薑水煎服

橘皮竹茹湯

橘紅　半夏薑製　麥門冬去心　枇杷葉薑炙　甘草生

竹茹　赤苓　人參　引用蘆根水煎服

加味解毒湯

元參　苦桔梗　麥門冬去心　當歸尾　赤芍　生地

黃　連翹去心　牛蒡子炒研　丹皮　紅花　甘草生

木通　引用燈心水煎服

八正散

車前子　瞿麥　扁蓄　梔子仁　大黃　生甘草

木通　滑石

引用燈心水煎服

棗變百祥丸

青州棗三十枚去皮核　紅牙大戟去骨一兩

水一盞煎至盡爲度去大戟將棗搗丸木香湯送從小

至多以利爲度此利水峻劑非危急勿用忌甘草

柴苓湯

黃芩　半夏薑製　白朮土炒　甘草生　赤茯苓　猪苓

澤瀉　柴胡　引用生薑燈心水煎服

胃苓湯

陳皮　厚朴薑炒　赤苓苓　蒼朮米泔水浸炒　猪苓　澤

瀉　白朮土炒

引用燈心水煎服

荳蔻丸

白龍骨煅　肉荳蔻麵裹煨去油　木香煨　砂仁　訶黎

勒肉各五錢麵裹煨　赤石脂煅七錢五分　白枯礬三錢

共爲細末麵糊爲丸如黍米大每服三五十丸米飲下

辟穢香

蒼朮　大黄　茵蔯等分

右剉細棗肉為餅爐中燒之能辟邪穢

辟邪丹

蒼朮可用黄速香代　乳香　降眞香　甘松　北細辛　芸香各等分

右為末水丸豆大焚之

鷄冠血酒

用大雄鷄一隻先將白酒一杯炖温刺雞冠血數點滴入杯内和匀仍炖温調煎藥内服

燒灰

四聖膏

菉豆四十九粒　豌豆四十九粒俱燒灰存性　珍珠一分煅　頭髮一分

右為細末以棉胭脂水調和成膏將銀針撥開瘡頭然後塗之

煮鍼法

甘草生　甘遂　川烏　草烏各等分　用水一鍾入砂罐內煮以水乾為度每次可煮四五鍼煮完入鵝翎筒內黃蠟塞口收之

拔疔散

硼砂　白礬　硃砂　食鹽用鐵銹刀燒紅將礬鹽放刀上煅之

各等分擇丁日午時研末為之

黃連膏

黃連 黃栢 薑黃各三錢 當歸尾五錢 生地一兩

油十二兩將藥煠枯去渣下黃蠟四兩化盡夏布濾過入磁碗內柳枝不時攪之候凝為度能潤一切瘡燥

瀉金散

犀角 大力子炒 紅花 生地 桔梗 赤芍 柴蘓 生甘草各一錢 水煎

消毒飲子

白茯苓 生地 連翹去心 大力子炒研 紅花 生甘

草　犀角　木通　赤芍各一錢
燈心二十根水煎

　田螺水

大田螺一枚尖刀挑起螺靨入冰片末五厘平放磁盆內片時螺竅滲出漿水雞羽蘸點患處頻頻點之腫自消治痔瘡最妙

　四聖丹

牛黃一錢二分　兒茶一錢七分　硃砂八分　珍珠二分
共爲細末胭脂汁調勻刺破去惡血點之

　眞人解毒湯

忍冬花半斤　甘草一兩　木通　防風　荊芥　連翹各三錢　分三劑水酒各半煎以腫消痘出爲度

洗肝散

羌活　當歸尾　防風　山梔仁　穀精草　薄荷　生甘草　川芎

水煎食後服

加味龍胆湯

防風　木賊草　密蒙花　蟬蛻　蔓荊子　龍胆草　菊花　黃連　白芷　蒺藜　水煎服

兔糞丸

兔糞四兩 當歸五錢 石決明七孔者佳炙一兩 防風 木賊大節 白芍 草决明各一兩 穀精草二錢

蜜丸菉豆大每服四十丸荊芥湯下一方單用土糞炒乾為末蜜丸菉豆大每服三十丸酒下

吹口丹

黃連 青黛 皃茶 氷片各等分 為末吹之

清毒涼血飲

知母 石膏 生地 黃連 當歸 赤芍 大黃 山梔子 丹皮 荊芥穗 連翹去心

水煎服

人中白散

人中白煅二錢 雄黃八分 冰片四分 硼砂 青黛 兒茶各一錢

共爲細末搽敷患處

加味犀角湯

荆芥 防風 牛蒡子炒 甘草生 桔梗 升麻 犀角 麥冬去心 梔子 黃連 石膏煅

水煎服

瀉黃散

犀角 黃連 生地 青皮 木通 石膏 丹皮 荆芥穗 牛蒡子炒研 大黃 紅花 紫花地丁

引加燈心水煎服

和咽解毒湯

防風　山豆根　麥冬去心　牛蒡子炒　黑參　苦桔梗　生甘草　菉豆

水煎服

牛黃散

川黃連生　黃蘗生　薄荷各八分　雄黃　火硝　青黛各二分五厘　牛黃　冰片　硼砂　硃砂各一分

共為細末每用少許吹患處

犀角地黃湯

犀角　丹皮　生地　白芍　水煎服

髮灰散

用少壯無病人之亂髮以皂角煮水洗凈油氣焙乾川新瓦罐一個塡入內令滿凈瓦片蓋口鹽泥封之炭火圍罐之半煆一炷香取出候冷研細吹鼻中或用髮灰二分童便七分酒三分調服亦可止血

歸脾湯

人參　白朮土炒　甘草炙　黃耆蜜炙　棗仁炒研　遠志去心　龍眼肉　茯神　當歸　木香煨

引用薑棗水煎服

小柴胡湯

柴胡　人參　黃芩　半夏　甘草各等分　薑棗引

荆防敗毒飲

羌活　獨活　柴胡　前胡　荆芥　防風　生甘草
川芎　枳殼麩炒　桔梗　赤茯苓
引用生薑水煎服

解毒散

牛蒡子二錢　甘草　木通　防風　連翹　荆芥各一錢
金銀花五錢　水酒各半煎

生肌散

地骨皮　黃連炒　黃栢炒　五倍子炒　生甘草各等

分　爲末糝

五皮湯

地骨皮　五加皮　桑皮蜜炙　桂枝　薑皮　大腹皮

引用燈心水煎服

解毒內托湯

黃耆生　荆芥　防風　連翹去心　當歸　赤芍　金銀花　甘草節　木通

水煎服

紅玉膏

紫草一兩　紅花一兩　當歸二兩　黃蠟三兩　用香油半斤

先將藥煠焦去渣後下黃蠟令勻以冷爲度攤貼患處

散風苦參丸

苦參四兩 大黃炒香 獨活 防風 枳殼炒麸 元參 黃連各兩 黃芩 梔子生 菊花各一兩 共爲末煉蜜丸梧子大每服三十丸食後白滚水下茶酒亦可日三服

麥錢散

小麥一合炒焦存性 硫黃四錢 白砒一錢 爲末加烟膠末八錢枯礬末川椒末各三錢共和勻先以葱湯洗淨患處香油調塗油紙蓋紮三日一換

滲濕救苦散

蜜陀僧 滑石各一兩 白芷五錢

爲末瘡乾者白蜜調搽濕者乾擦

參麥清補湯

當歸 川芎 花粉 白芍酒炒 生地 人參 生黄耆 前胡 桔梗 牛蒡子炒研 生甘草 紅花 南山查 麥冬去心

引用生薑水煎服

四物解毒湯

當歸 白芍酒炒 生地 元參 梔子炒 川芎 生

甘草 黃連酒炒 黃栢酒炒 黃芩酒炒 水煎服

如聖散

當歸身 陳皮 白朮土炒 大腹皮 黃芩 縮砂仁連殼炒 生甘草 黑豆酒洗 桑上羊兒藤

水煎服

黑神散

當歸 川芎 熟地 青皮醋炙 香附醋炙 蒲黃 桂心 乾薑 水煎溫服

鬆肌通聖散

荊芥 羌活 牛蒡子炒研 防風 紫草 紅花

青皮 當歸 赤芍 紫花地丁 蜂房 山查 木通 引用蘆笋芫荽水煎服

清金攻毒飲

牛蒡子炒研 甘草生 苦桔梗 元參 枳殼麸炒 殭蠶炒 前胡 荆芥穗 大黃 山查 蟬蛻 山豆根

引加燈心水煎服

涼膈攻毒飲

梔子生 黃連生 石膏生 荆芥 紫花地丁 枳殼麸炒 桔梗 元參 生地 牛蒡子炒研 大黃 赤

芍　甘草生　薄荷　木通
引加燈心竹葉水煎服

散結湯

荆芥　羌活　牛蒡子炒　升麻　川芎　丹皮　紫花地丁　赤芍　木通　紫草　青皮　山查
引用蘆笋十株水煎服

二聖散

明雄黃　紫草各等分　共研爲細末用油胭脂調上

宣毒發表湯

升麻　葛根　前胡　桔梗　枳壳　荆芥　防風

薄荷葉　木通　連翹去心　牛蒡子炒研　淡竹葉　生
甘草　引用芫荽水煎服

內托散

綿黃耆　甘草　金銀花　牡礪火淬二次各三錢
共爲末水一盅煎七分入黃酒一鍾再煎至七分能治
一切惡瘡隨瘡上下食前後服

消毒湯

紫花地丁去蘆　金銀花　當歸　大黃酒浸焙　赤芍
黃耆各五分　甘草一錢　加升麻三分
右作二服每服酒一鍾銀器煎半鍾

三黃石膏湯

麻黃 石膏 淡豆豉 黃栢 黃連 梔子 黃芩

水煎服

人參敗毒散

人參 川芎 羌活 獨活 前胡 枳殼麸炒 桔梗

柴胡 生甘草 赤苓

引用生薑水煎服

柴胡四物湯

白芍炒 當歸 川芎 生地 人參 柴胡 淡竹

葉 地骨皮 知母炒 黃芩 麥冬去心

引加生薑紅棗水煎服

荆防解毒湯

薄荷葉　連翹去心　荆芥穗　防風　黃芩　黃連

牛蒡子炒研　大青葉　犀角　人中黃

引用燈心蘆根水煎服

化毒清表湯

葛根　薄荷葉　地骨皮　牛蒡子炒研　連翹去心　防風　黃芩　黃連　元參　知母生　木通　生甘草

桔梗

引用生薑燈心水煎服

麻杏石甘湯

石膏煅　麻黃蜜炒　杏仁去皮尖炒　生甘草

引用生薑水煎服

清氣化毒飲

前胡　桔梗　栝蔞仁　連翹去心　桑皮炙　杏仁炒

黃芩　黃連　元參　生甘草　麥冬去心　引用蘆根

水煎服

清金寧嗽湯

橘紅　前胡　生甘草　杏仁去皮尖炒　桑皮蜜炙　川連

栝蔞仁　桔梗　浙貝母去心　引用生薑紅棗水煎服

元參升麻湯

荆芥　防風　升麻　牛蒡子炒研　元參　生甘草

水煎服

涼膈消毒飲

荆芥穗　防風　連翹去心　薄荷葉　黄芩　生梔子

生甘草　牛蒡子炒研　芒硝　大黄生

引用燈心水煎服

加减涼膈散

薄荷葉　生梔子　元參　連翹去心　生甘草　苦桔

梗　麥冬去心　牛蒡子炒研　黄芩　水煎服

之

兒茶散

硼砂二錢　孩兒茶五錢　共爲末凉水一盞調藥一匙服之

竹茹石膏湯

半夏薑製　赤苓　陳皮　竹茹　生甘草　石膏煅

引用生薑水煎服

清熱導滯湯

山查　厚朴薑炒　生甘草　枳殼麸炒　檳榔　當歸

白芍酒炒　條芩酒炒　連翹去心　牛蒡子炒研　青皮　黄

連吳茱萸炒　引用生薑水煎服

加味平胃散

防風　升麻　枳殼麩炒　葛根　蒼朮炒　陳皮　厚朴薑炒　南山查　麥牙炒　生甘草

引用生薑燈心水煎服

黃連解毒湯

黃連　黃栢　黃芩俱酒浸炒　梔子仁炒各五分　水煎

馬鳴散

人中白五錢　五棓子一生者一錢另用一錢同白礬煆　馬鳴退即蠶蛻紙火燒過二錢五分　白礬用五棓子一錢入礬於內煆枯二錢

爲細末先以濃米甘水洗瘡口乃傳之

加味消毒飲

荆芥穗　防風　牛蒡子炒　升麻　生甘草　赤芍

南山查　連翹去心　引用生薑水煎服

加減羌活散

羌活　前胡　薄荷葉　防風　川芎　枳殼麸炒　桔

梗　蟬蛻　連翹去心　生甘草　赤苓

引用生薑水煎服

參蘇飲

人參　紫蘇　乾葛　前胡　半夏薑汁炒　茯苓各七分　陳

皮去白　桔梗　木香　枳殼麸炒　甘草各二分　加薑棗煎

柴胡清熱飲

柴胡　黃芩　赤芍　生地　麥冬去心　地骨皮

生知母　甘草

引用生薑水煎服

婦科輯要

諸方

四物湯

地黄或生或熟　芍藥或白或赤　當歸各二錢　川芎一錢

水煎服

芩連四物湯即四物湯加黄芩黄連

薑芩四物湯即四物湯加薑黄黄芩延胡索香附丹皮

桃紅四物湯即四物湯加桃仁紅花

知栢四物湯即四物湯加知母黄栢

荆芩四物湯即四物湯加荆芥黄芩

膠艾四物湯 即四物湯加阿膠艾葉甘草

地骨皮飲 即四物湯加丹皮地骨皮

玉燭散 即四物湯加大黃芒硝甘草

三黃四物湯 即四物湯加大黃黃芩黃連

當歸補血湯

當歸三錢 黃耆蜜炙一兩 水煎服

聖愈湯

熟地酒拌蒸半日 白芍酒拌 川芎 人參各七錢五分 當歸酒洗 黃耆各五錢炙 水煎服

過期飲

熟地 白芍炒 當歸 香附各二錢 川芎一錢 紅花七分 桃仁泥六分 蓬莪术 木通各五分 甘草炙 肉桂各四分 木香八分

水二鍾煎一鍾食前溫服

當歸建中湯

當歸一兩 白芍二兩 肉桂一兩 甘草炙七錢 飴糖

右㕮咀每服三錢加生薑棗水煎空心服

人參養榮湯即十全大補湯去川芎加陳味十全方見第八十二頁

小柴胡湯

柴胡 黃芩 人參 半夏 生薑 大棗 甘草

清熱行血湯

桃仁 紅花各一錢 丹皮 五靈脂 生地各一錢 甘草五分 穿山甲 赤芍各一錢

水煎服

加味烏藥湯

烏藥 縮砂仁 木香 延胡索 香附製 甘草 檳榔各等分 右細剉每服七錢生薑三片水煎溫服

琥珀散

三稜 莪朮 赤芍 當歸 劉寄奴 丹皮 熟地 官桂 烏藥 延胡索各一兩

右前五味用烏豆一升生薑半斤切片米醋四升同煮豆爛爲度焙乾入後藥同爲末每服二錢温酒調下空心食前服

大温經湯

吳茱萸湯泡　丹皮　白芍　人參　肉桂　當歸　川芎　阿膠碎炒　甘草各一錢炙　麥冬去心二錢　半夏二錢五分

右加生薑水煎食前服

吳茱萸湯

當歸　肉桂　吳茱萸　丹皮　半夏製　麥冬各二錢
防風　細辛　藁本　乾薑　茯苓　木香　炙甘草

各一錢 水煎服

理中湯

白朮 人參 乾薑 甘草炙各一錢

右剉水煎服

參苓白朮散

人參 白朮土炒 茯苓 山藥炒 甘草 蓮肉去心

白扁豆各錢半炒 陳皮 薏仁炒 砂仁 桔梗各八分

右爲細末每服二錢薑棗湯調服

犀角地黃湯

芍藥七錢五分 生地半斤 牡丹皮一兩去心淨酒浸 犀角一兩如無

以川升麻代

右㕮咀每服五錢水煎服有熱如狂者加黃芩二兩

三和湯

當歸　川芎　大黃　朴消　白芍　地黃　黃芩

梔子　連翹　薄荷　甘草各等分

右剉每服八錢水煎服

小調經散

白芍　當歸　沒藥　琥珀　桂心各一錢　細辛　麝香各五分

右爲末每服五分薑汁温酒各少許調服

茯苓導水湯

茯苓　檳榔　猪苓　縮砂　木香　陳皮　澤瀉
白朮　木瓜　大腹皮　桑白皮　蘇梗各等分
右加薑煎服脹加枳殼喘加苦葶藶子腿脚腫加防巳

逍遥散

當歸酒炒　白芍酒炒　白茯苓　柴胡各一錢　甘草五分炙
白朮一錢土炒　水一盞半加薄荷煨薑煎服

加味逍遥散即前方加丹皮梔子

大黄䗪蟲丸

大黄　赤芍　生地　桃仁　杏仁　乾漆　甘草
䗪蟲　蝱蟲　蛭蟲　蠐螬　黄芩各等分

右末煉蜜丸每服丸數量虛實增減

澤蘭葉湯

澤蘭葉三兩　當歸　白芍各一兩　甘草五錢

右爲粗末每服五錢水二盞煎一盞溫服

栢子仁丸

栢子仁另炒研　牛膝酒洗　卷栢各五錢　澤蘭葉　續斷各三兩　熟地三兩五錢酒浸半日石臼內杵成膏

右爲細末煉蜜丸如桐子大空心米飲下三十丸

芩心丸

用黃芩心枝條者三兩米泔浸七日炙乾又浸又炙如此次

右爲末醋丸如桐子大每服七十丸空心温酒送下日進二服

益陰煎

生地三錢　知母　黃栢各二錢　龜板四錢醋炙　縮砂仁

甘草炙各一錢　右剉水煎服

歸脾湯

人參　黃耆炙　白朮土炒　茯神　當歸　龍眼肉

遠志去心　棗仁炒各一錢　木香五分　甘草炙五分

剉薑棗水煎服

調經升陽除濕湯

黄耆　蒼朮　羌活各一錢五分　防風　藁本　升麻
柴胡　甘草炙各一錢　獨活五分　蔓荊子七分　當歸
㕮咀水五大盞煎至一大盞去滓稍熱服空心服畢待
少時以早膳壓之

補中益氣湯

黄耆　人參　白朮　甘草炙各一錢　當歸　陳皮各七分
升麻　柴胡各三分　右剉薑棗水煎服

地榆苦酒煎

地榆一兩　醋煎露一宿次蚤温服立止止後隨証調治
之　苦酒即醋也

導水丸

牽牛頭末 滑石水飛 黃芩 川大黃

右末蒸餅爲丸量虛實服

清白散

當歸 黃柏鹽水炮 白芍炒 樗根皮酒炒 生地 川芎 貝母各一錢 炮薑 甘草各五分

右剉生薑三片水煎服一方無樗皮貝母有椿皮

萬安丸

牽牛頭末 胡椒 木香 石茴香各等分焙

右末水泛爲丸量虛實服

四君子湯

人參　白朮土炒　茯苓各二錢　甘草一錢

右剉薑棗水煎服

六君子湯即四君子湯加陳皮半夏

異功散即四君子湯加陳皮

八味地黃丸

熟地八兩　萸肉四兩　淮山藥四兩　丹皮　澤瀉　白茯苓各三兩　附子製　肉桂各一兩　煉蜜丸梧子大鹽湯下

固精丸

牡蠣煅粉 兎絲子酒蒸焙 韭子炒 龍骨 五味子
白茯苓 桑螵蛸酒炙 白石脂各等分
右爲末酒糊丸如桐子大每服七十丸空心米湯下

威喜丸

白茯苓四兩去皮作塊用猪苓二錢五分同於磁器內煮二十餘沸出晒乾不用猪苓 黃蠟四兩
右以茯苓爲末煉黃蠟爲丸如彈子大空心細嚼滿口生津徐徐咽服以小便清爲度忌米醋只吃糠醋忌動氣

烏藥散

烏藥 莪茂 桂心 當歸炒 桃仁 青皮 木香

各等分　右爲末每服二錢熱酒調下

血竭散

眞血竭（如無紫礦代）　當歸　赤芍　蒲黃　延胡索

右等分碾細頻篩再研取盡爲度每服二錢用童便合好酒半大盞煎一沸溫調下方產下時一服上牀良久再服其惡血自循經下行不致衝上免生百病（一方加桂心）

大七氣湯

三稜　莪茂（各煨切）　青皮（去穰）　陳皮（去白）　木香　藿香

益智仁　桔梗　肉桂　甘草（炙各七錢五分）

右㕮咀每服五錢水二鍾煎至一鍾食前溫服

開鬱正元散

白朮　陳皮　青皮　香附　山查　海粉　桔梗

茯苓　砂仁　延胡索　麥芽炒　甘草炙　神麯炒各

等分　右剉每服一兩生薑三片水煎服

葱白散

當歸　熟地　赤芍　川芎　人參　茯苓　枳殼

肉桂　厚朴　乾薑　木香　青皮　莪茂　三稜

茴香　神麯麥芽苦楝子各等分右末加葱白三寸食鹽

五分煎服三錢大便結燥去鹽加大黃便自利加訶子

當歸散

當歸　川芎各二錢　鱉甲三錢醋炙　吳茱萸　桃仁十五粒
赤芍　肉桂各一錢　檳榔　青皮各八分　木香　莪茂
川大黃各七分
右為末每服一錢水一盞入乾胭脂一錢同煎六分服
食後

失笑散

五靈脂　蒲黃各等分　為末先用釅醋調二錢熬膏入
水一盞煎至七分食前熱服良驗

桃奴散

桃奴炒　雄鼠糞兩頭尖者是炒　延胡索　五靈脂　肉桂

香附炒 砂仁 桃仁各等分

爲末每服三錢酒調下

加味六君子湯 一方多旋花一味

人參 白朮土炒 茯苓 陳皮 半夏製各一錢五分 甘草炙五分 藿香 枇杷葉炙各一錢 縮砂仁 枳殼炒各八分

右剉加生薑煎服

加味溫膽湯

陳皮 半夏製 茯苓各一錢 甘草炙五分 枳實 竹茹 黃芩各一錢 黃連八分 麥冬二錢 蘆根一錢

右剉薑棗煎服

平胃散

厚朴薑汁炒　蒼朮米泔浸炒　陳皮　甘草炙

右爲末每服三錢加薑煎服

佛手散

川芎二兩　當歸三兩　右爲細末每服二錢水一盞酒二分煎七分溫服

芎歸湯　即佛手散不爲末耳

加味芎歸飲

川芎二錢　當歸五錢　人參一錢　吴茱萸五分　阿膠二錢

蘄艾八分　甘草炙五分

右剉水煎服

導赤散

生地三錢　木通二錢　甘草稍一錢　燈心一團煎服

五苓散

白朮　茯苓　猪苓　澤瀉各二錢五分　桂三分

右剉作一服水煎服

知母飲

知母　麥冬　甘草各五錢　黃耆　子芩　赤苓各七錢五分

右㕮咀每服四錢水一盞煎至七分去滓入竹瀝一合溫服

紫蘇飲

當歸　川芎　白芍各二兩　陳皮　蘇莖葉　大腹皮各一兩　甘草炙五錢　人參量虛實用

右㕮咀每服五錢水二盞生薑五片煎一盞去滓日進二服有熱加黄芩竹茹煩加羚羊角有食加山查神麯

羚羊角散 一方無歸芎二味

羚羊角鎊　獨活　酸棗仁　五加皮　防風　薏苡仁　杏仁　當歸酒浸　川芎　茯神去木各五分　甘草　木香各二分　右㕮咀加生薑五片煎服

鉤藤湯

鈎藤鈎　當歸　茯神　人參各一兩　苦桔梗一兩五錢　桑寄生五錢

右爲粗末每服五六錢水二盞煎一盞去滓溫服無時忌猪肉菘菜煩熱加石膏二兩半臨產月加桂心一兩

二陳湯

半夏薑製二錢　陳皮去白　茯苓一錢　甘草五分　加薑煎

桔梗湯一方多杏仁百合前胡三味

天冬去心　赤苓各一錢　桑皮　桔梗　紫蘇各五分　麻黃去節三分　貝母　人參　甘草炙各二分　加生薑水煎服

麥味地黃湯

熟地四錢　山萸肉二錢　山藥二錢　五味子十二粒　澤瀉
茯苓　丹皮各一錢五分　麥冬二錢
剉水煎服

五淋散

赤芍　山梔子各二錢　赤苓一錢二分　當歸一錢　子芩六分
甘草五分　水煎服

阿膠湯金鑑論激經屬熱者阿膠湯方用四物加
阿膠黑杷側栢黃芩與此異須辨

阿膠炙燥　熟地焙　艾葉微炒　川芎　當歸切片　杜仲
去粗皮炙　白朮各一兩　右㕮咀每服四錢水一盞半棗三
枚擘破同煎至八分去滓食前服

黃耆湯

糯米一合　黃耆二兩　川芎一兩

右細剉水二大盞煎至一盞溫服一方無川芎

銀苧酒

苧麻根二兩　紋銀五兩　清酒一盞

右以水二大盞煎至一大盞去滓分溫二服

甘麥大棗湯

甘草三兩　小麥一升　大棗十枚

右以水六升煮取三升分溫三服亦補脾氣

益母丸

茺母草五月五日六月六日晒之陰乾忌鉄

右一味以石器碾爲細末煉蜜丸彈子大每用一丸童便好酒各半研化服之

六味地黄湯

熟地八錢 山萸肉 山藥各四錢 丹皮 澤瀉 茯苓各三錢

右清水煎服

十聖散

人參 黄耆 白朮 熟地 砂仁各五分 甘草炙

當歸 川芎 白芍各一錢炒 川續斷八分

剉水煎服

回生丹

錦紋大黃一斤爲末　蘇木三兩打碎用河水五碗煎汁三碗聽用　大黑豆三升水浸取殼用絹袋盛殼同豆煮熟去豆不用將殼晒乾其汁留用　紅花三兩炒黃色入好酒四碗煎三五滾去渣取汁聽用　米醋九斤陳者佳　將大黃末一觔入淨鍋下米醋三觔文火熬之以長木筋不住手攪之成膏再加醋三觔熬之又加醋三觔次第加畢然後下黑豆汁三碗再熬次下蘇木汁次下紅花汁熬成大黃膏取入瓦盆盛之大黃鍋粑亦鏟下入後藥同磨　人參

當歸酒洗　川芎酒洗　香附醋炒　延胡索酒炒　蒼朮米泔浸炒　蒲黃隔紙炒　茯苓　桃仁去皮尖油各一兩　川牛膝五錢

酒洗　甘草炙　地榆酒洗　川羌活　廣橘紅　白芍酒洗

各五錢　木瓜　青皮去穰炒各三錢　乳香　沒藥各二錢　益

母草三兩　木香四錢　白朮米泔浸炒三錢　烏藥二兩半去皮　艮

薑四錢　馬鞭草五錢　秋葵子三錢　熟地一兩酒浸九坎蒸晒如法治就

三稜五錢醋浸透紙裹煨　五靈脂五錢醋煮化焙乾研細　山萸肉五錢酒浸

蒸搗

右三十味并前黑豆殼共晒為末入石白內下大黃膏

拌勻再下煉熟蜜一觔共搗千杵取起為丸每丸重二

錢七分靜室陰乾須二十餘日不可日晒不可火焙乾

後只重二錢有零鑠蠟護之即蠟丸也用時去蠟殼調

服

八珍湯

人參　白朮土炒　茯苓　甘草　熟地　當歸　川芎

白芍各等分　加薑棗煎服

香稜丸

木香　丁香各五錢　枳殼麩炒　三稜酒浸一夕　莪茂細剉每一兩用巴豆三十粒去殼同炒待巴豆黃色去巴豆不用　青皮炙　川楝子肉

蘹香　右爲末醋煮麵糊丸如桐子大硃砂爲衣每服三十丸薑鹽湯送下或溫酒下無時

治祟方

喻嘉言曰楊季登次女病多汗食減肌削診時手間心摯肉顫身倦氣怯余曰此大驚大虛之候宜從温補者也遂於補劑中多加茯神棗仁投十餘劑全不對病余爲徘徊治法因自訐曰非外感也非內傷也非雜証也虛汗振掉不寧能受補藥而病無增減且閨中處子素無家難其神情渾似喪敗之餘此曷故耶忽而悟曰此必邪祟之病也何爲其父不言甚有可疑往診問其面色曰時赤時黃余曰此証確有邪祟附入臟腑吾有神藥可以驅之季登纔曰此女每晚睡去口流白沫戰慄而絕以薑湯灌至良久方蘇挑燈侍寢防之亦不能止

因見所用安神藥甚當兼恐壻家傳聞故不敢明告也余曰何不早言吾一劑可愈乃以犀角羚羊角龍齒虎威骨牡蠣粉鹿角霜人參黃耆等藥合末令以羊肉半斤煎取濃汁三盞盡調其末一次服之果得安寢竟不再發相傳以爲神異余葢以祟附於身與人之神氣交持亦逼處不安無隙可去故用諸多靈物之遺形引以羊肉之羶俾邪祟轉附骨角移從大便而出倣上古遺精變氣祝繇遺事而充其義耳吾鄉熊仲紓先生幼男去疾髫齡患一奇証食飲如嘗但脉細神呆氣奪色夭仲翁曰此何病也余曰病名淹牒左傳所謂近女室晦

即是此病彼因近女又遭室晦故不可為令郎受室晦之邪而未近女是可為也即前方少加牛黃丸服旬日而安

灸鬼法 見針灸

開骨散

當歸五錢 龜板三錢醋炙研 川芎二錢 婦人髮一團生過子女者

水煎服

滑胎煎

當歸三五錢 川芎七分 杜仲炒二錢 熟地三四錢 枳殼七分 山藥二錢 水二鍾煎八九分食煎溫服

十全大補湯

人參　白朮　茯苓　黃耆　當歸　熟地　白芍

川芎各一錢　肉桂　甘草炙各五分　加薑棗水煎服

奪命散

沒藥　血竭各等分

右研爲細末纔產下便用童便細酒各半盃煎一兩沸調下二錢良久再服其惡血自下行便不衝上免生百病

清魂散

澤蘭葉　人參各二錢　川芎五錢　荆芥穗一兩　甘草二錢

右爲末用温酒熱湯各半盃調一錢灌之下咽眼
卽開氣定卽醒

香桂散

當歸　肉桂　川芎各等分　爲末酒調服

延胡索散

當歸　赤芍　生蒲黃　桂心　琥珀　紅花　延胡
索各等分　右以好醋浸一宿焙乾爲末每服二錢酒調

胃關煎

熟地五錢　山藥炒一錢　白扁豆炒二錢　甘草炙一錢　焦
乾薑一錢　白朮二錢　吳茱萸五分　水煎服

大巖蜜湯

當歸 熟地 白芍各二錢 乾薑 肉桂各一錢 吳茱萸 獨活 遠志炙 細辛 甘草各八分炙 水煎服

小調中湯

茯苓 當歸 白芍 陳皮各一錢 白朮一錢五分

右作一劑煎湯服

枳朮湯

枳實二兩炒 白朮二兩土炒 加薑水煎服

生化湯

當歸 川芎 丹參 桃仁 紅花 薑炭

水酒各半煎

七珍散

人參　石菖蒲　生地　川芎各一兩　細辛一錢　防風

硃砂各五錢另研　右爲細末每服一錢薄荷煎湯調服

人參澤蘭葉湯

人參五錢　澤蘭葉　丹皮　牛膝各二錢　生地三錢　熟

地五錢　藕節五枚煎冲童便服

妙香散

甘草五錢炒　遠志去心製　山藥薑汁炙　茯苓　茯神去木

黃耆各一兩炙　人參　桔梗各五錢　辰砂三錢另研　麝香二錢

另研 木香一錢五分

右爲細末每服二錢當歸熟地煎湯調下

生脉散

人參　麥冬　五味子

竹葉歸耆湯

人參　白朮土炒　當歸　黃耆炙各二錢　竹葉二十片　甘草炙五分

右剉水煎服

旋覆花湯

旋覆花　赤芍藥　荆芥穗　半夏麯　前胡　甘草炙　茯苓　五味子　杏仁去皮尖麸炒　麻黃各等分

右㕮咀每服四錢水一盞半生薑三片棗二枚煎至七分去滓食前溫服有汗不宜用

槐連四物湯

當歸　川芎　赤芍　生地　槐花　黃連各一錢炒　御米殼五分去蒂蜜炙　水煎服

芍藥湯

芍藥炒　當歸　黃連炒各五錢　檳榔　木香　甘草炙各二錢　桂二錢五分　黃芩炒三錢

每服五錢水煎如不減加大黃此證又有因中氣虛弱脾氣鬱結者治當審察

眞人養藏湯

人參 白朮 白芍各二錢 肉桂 肉豆蔻 訶子各一錢煨 木香 甘草 罌粟殼各八分 薑棗煎服

黃耆當歸散

人參 白朮土炒 黃耆 當歸 白芍各三錢 甘草八分

右剉加薑棗水煎服

湧泉散

白丁香 王不留行 花粉 漏蘆各一錢

猪蹄湯煎服一方有殭蚕

兔懷散

紅花　赤芍　歸尾　牛膝各二錢　水煎服

消毒飲

青皮　白芷　當歸　柴胡　浙貝母　殭蠶　花粉

金銀花　甘草節各等分

水煎服

立效散

栝蔞實　乳香　没藥　當歸　甘草　皂角刺

酒煎服

十六味流氣飲

當歸　白芍　人參　黄耆　川芎　防風　蘇葉

白芷　枳殼　桔梗　甘草　檳榔　烏藥　厚朴

官桂　木通　水煎服

連翹飲

防風　元參各二錢　白歛　芒消　大黃　射干各一錢

升麻五分　白芍一錢　甘草五分　杏仁二十粒

加薑水煎服

龍膽瀉肚湯

生地二錢　木通　車前子各一錢五分　澤瀉　黃芩各二錢

當歸二錢　黑梔仁　龍胆草各一錢　甘草生五分　柴胡

燈草一團水煎服

獨聖散

甜瓜蒂炒黃研末每服一二錢酸虀汁或熟水調下得吐則止不必盡劑欲吐不吐者含糖一塊即吐吐時須令閉目以吐能令人目翻也緊束肚腹吐不止者溫水調麝香少許服之即止

三聖散

防風去蘆三錢　藜蘆去苗及心五分　甜香蒂炒黃三錢

共爲末每服二三錢服法同煎止藜蘆吐者用濃煎葱湯解之

禹功散

黑牽牛頭末四兩　茴香炒一兩　或加木香一兩

爲細末以生薑自然汁調一二錢臨臥服

無憂散

黃耆 木通 桑白皮 陳皮各一兩 胡椒 白朮

木香各五錢 牽牛頭末四兩

爲細末以生薑自然汁調三五錢食後服

桂苓白朮丸

官桂 茯苓 半夏各一兩 白朮 乾薑各二錢五分 橘

紅去白 澤瀉 黃連各五錢 黃栢二兩

麵糊丸小豆大每服三五十丸食後薑湯下

桂苓白朮散

官桂 茯苓 白朮各五錢 甘草 澤瀉 石膏 寒

水石各一兩　滑石二兩
爲細末白湯調三錢食後服新水生薑湯亦可
白朮調中湯
白朮　茯苓　陳皮去白　澤瀉各五錢　甘草一兩　乾薑
官桂　砂仁　藿香各二錢五分
爲細末白湯化蜜少許調下二錢無時若蜜丸可每丸
重一錢
滌痰湯
治婦人肥盛者多不受孕以身中有脂膜閉塞子宮也
以此湯送後丸藥　當歸一兩　茯苓四兩　川芎七錢五分

白芍藥 白朮土炒 半夏製 香附米 陳皮 甘草各一兩

右作十貼每貼薑三片水煎吞後丸子

滌痰丸

白朮二兩土炒 半夏麴 川芎 香附米各一兩 神麯炒

茯苓各五錢 橘紅四錢 甘草二錢

右爲末粥丸每服八十丸如熱者加黃連枳實各一兩

導水丸

大黃 黃芩各二兩 滑石 黑丑頭末各四兩